Encyclopedia connection of muscles

编著｜〔日〕木俣亮
（Kimata Ryo）

译｜刘应红

肌筋膜
连接与修复

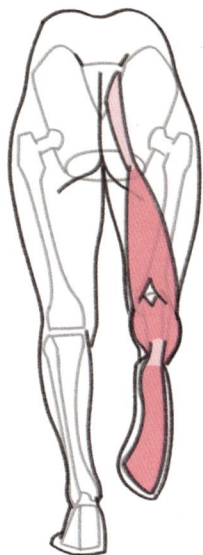

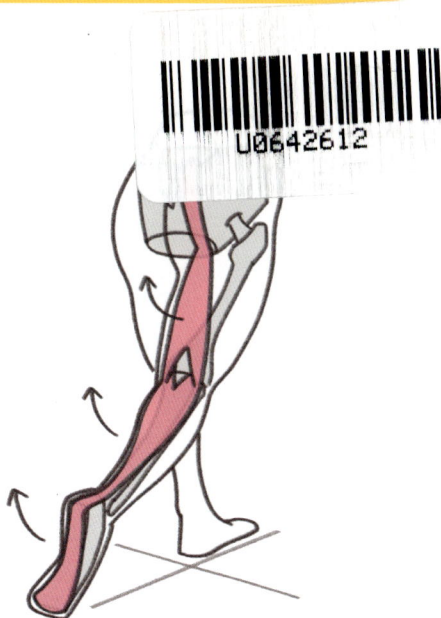

北京科学技术出版社

SEKAI ICHI WAKARIYASUI KINNIKU NO TSUNAGARI ZUKAN

©Ryo Kimata 2023

First published in Japan in 2023 by KADOKAWA CORPORATION, Tokyo. Simplified Chinese translation rights arranged with KADOKAWA CORPORATION, Tokyo through CA-LINK International LLC.

著作权合同登记号　图字：01-2025-0593

图书在版编目（CIP）数据

肌筋膜连接与修复 /（日）木俣亮编著；刘应红译. -- 北京：北京科学技术出版社，2025（2025重印）. --ISBN 978-7-5714-4423-5

Ⅰ. R686.3

中国国家版本馆CIP数据核字第2025T9K105号

策划编辑： 张真真
责任编辑： 张真真
责任校对： 贾　荣
图文制作： 北京永诚天地艺术设计有限公司
责任印制： 吕　越
出 版 人： 曾庆宇
出版发行： 北京科学技术出版社
社　　址： 北京西直门南大街16号
邮政编码： 100035
电　　话： 0086-10-66135495（总编室）
　　　　　0086-10-66113227（发行部）
网　　址： www.bkydw.cn
印　　刷： 雅迪云印（天津）科技有限公司
开　　本： 880 mm×1230 mm　1/32
字　　数： 70千字
印　　张： 5.125
版　　次： 2025年5月第1版
印　　次： 2025年7月第2次印刷
ISBN 978-7-5714-4423-5

定　　价： 69.00元

全身肌筋膜平衡的整体观

在我从事拉伸训练教练工作的初期，有相当数量的客户无论多么努力，身体的柔韧性似乎都毫无改善。即使尝试了多种可能影响拉伸效果的方法，如改变拉伸的部位，着眼于拉伸时关节的位置等，都收效甚微。

为了解决这个困扰已久的问题，我持续钻研，最终得出——"必须整体看待全身平衡才行"的结论。

但对当时的我来说，"整体看待全身平衡"过于抽象，一时不知该从何研究起。

也是在那时，我偶然间邂逅了《解剖列车》（*Anatomy Trains*）这本书，让我意识到了筋膜的重要性。

简单来说，肌筋膜是一种如蜘蛛网般遍布全身的组织，能够连接每块肌肉并支撑起全身。

没错，本书书名中的"肌筋膜连接"实际要表达的是以肌筋膜为基础，借助筋膜的视角来观察身体，认识"全身肌筋膜平衡的整体观"。

为了深入了解筋膜知识，我前往美国的一所在筋膜领域享有盛誉的学校深入学习。

在该校，我全面学习让身体恢复原始位置的筋膜修复术和让身体动起来更有效率的筋膜运动疗法。

本书记载了我至今为止为了从整体观察身体肌筋膜而学习的所有知识。

绪章首先介绍何谓肌筋膜连接及其作用。

第 1 章到第 6 章解析全身肌筋膜连接。

第 7 章到第 13 章基于解剖学，提供各条肌筋膜连接的详细内容。

第 14 章总结了肌筋膜对身体的影响，以及应用肌筋膜连接理论改善身体状态的方法。

本书尽可能采用通俗易懂的方式表达，尽力化繁为简（肌肉名称除外），并附有大量的自制插图，希望帮助读者轻松完成阅读。

借助本书，运动治疗师能够更轻松地制订治疗计划，教练也能更好地为客户提供运动指导。

当然，对于普通大众而言，这本书同样大有裨益。一旦我们掌握了身体肌筋膜的解剖结构和功能原理，日常的拉伸练习和运动训练将会更加有效。

结合本书插图与文字，如果读者阅读时轻呼一声："啊，原来如此！"，我将深感荣幸。

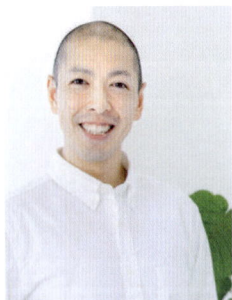

木俣亮（Kimata Ryo）
拉伸训练教练、力量训练专家、美国 Dr. Ida Rolf 认证师。曾在美国科罗拉多的 Dr. Ida Rolf Institute 接受 731 小时的解剖学、生理学、功能解剖学与实操训练，并在知名拉伸训练馆任职 4 年，此外还接受超 400 小时讲座、工作坊等形式的培训以强化技术与知识体系。

IG: Ryo_Kimata

目 录

绪 章	肌筋膜连接

何谓肌筋膜连接？ ……………………… 2
支撑身体的肌筋膜连接 ………………… 3
姿势连接 ………………………………… 4
功能线 …………………………………… 5

感受器的功能 …………………………… 6
改善肌筋膜状态的方法 ………………… 7

本书注意事项 …………………………… 8

第 1 章	前表线

前表线 …………………………………… 10
上半段 …………………………………… 12
上半段的收缩运动 ……………………… 13
下半段 …………………………………… 14
下半段的收缩运动 ……………………… 15

整体收缩运动 …………………………… 16
整体拉伸运动 …………………………… 17

专栏 01
  前表线与心理 ………………………… 18

第 2 章	后表线

整体收缩运动 …………………………… 20
上半段 …………………………………… 22
上半段的收缩运动 ……………………… 23
下半段 …………………………………… 24
下半段的收缩运动 ……………………… 25

整体收缩运动 …………………………… 26
整体拉伸运动 …………………………… 27

专栏 02
  后表线与足部 ………………………… 28

第 3 章	体侧线

体侧线 …………………………………… 30
上半段 …………………………………… 32
上半段的收缩运动 ……………………… 33
下半段 …………………………………… 34
下半段的收缩运动 ……………………… 35

整体收缩运动 …………………………… 36
整体拉伸运动 …………………………… 37

专栏 03
  大腿肌筋膜连接 ……………………… 38

第 4 章　螺旋线

螺旋线 ················ 40
上半段 ················ 42
螺旋线的收缩运动 ········ 43

专栏 04
　菱形肌与前锯肌 ········· 44

下肢螺旋线 ·············· 45
下肢平衡① ·············· 46
下肢平衡② ·············· 47
螺旋线的拉伸运动 ········· 48

第 5 章　前深线

前深线 ················ 50
头颈至横膈 ·············· 52
横膈至盆底 ·············· 53
髋关节周围 ·············· 54

盆底至足底 ·············· 55

专栏 05
　腹部内侧 ·············· 56

第 6 章　功能线

3 条功能线 ·············· 58
前功能线 ················ 60
后功能线 ················ 61
前功能线的拉伸运动 ········ 62
前功能线的收缩运动 ········ 63
后功能线的拉伸运动 ········ 64

后功能线的收缩运动 ········· 65
同侧功能线 ·············· 66
同侧功能线的运动 ·········· 67

专栏 06
　躯干与手臂线 ·········· 68

第 7 章　手臂线

4 条手臂线 ·············· 70
臂前线（整体） ·········· 72
臂后线（整体） ·········· 73
臂前表线 ················ 74
臂前深线 ················ 75

臂后表线 ················ 76
臂后深线 ················ 77

专栏 07
　手臂线的记忆法 ········· 78

| 第 **8** 章 | 骨盆・髋关节区域筋膜 |

骨盆区域·····················80
骨盆前倾①··················82
骨盆前倾②··················83
骨盆后倾①··················84
骨盆后倾②··················85

骨盆前倾与前移··············86
内收肌肌筋膜连接············87

专栏 08
　大腿筋膜分区···············88

| 第 **9** 章 | 腹部筋膜 |

关于腹肌····················90
腹直肌······················92
腹直肌的动作················93
腹外斜肌····················94
腹外斜肌的动作··············95
腹内斜肌····················96

腹内斜肌的动作··············97
腹横肌······················98
腹横肌的动作················99

专栏 09
　腰腹筋膜··················100

| 第 **10** 章 | 臀部筋膜 |

臀肌·······················102
臀大肌·····················104
臀大肌的动作···············105
臀中肌·····················106
臀中肌的动作···············107

臀小肌·····················108
臀小肌的动作···············109

专栏 10
　臀部深层肌肉··············110

| 第 **11** 章 | 足部筋膜 |

足部筋膜···················112
踝背伸、内翻···············114
踝背伸、外翻···············115
踝跖屈、内翻···············116
踝跖屈、外翻···············117
内侧足弓···················118

外侧足弓···················119
骨的运动···················120
小腿肌肉分区···············121

专栏 11
　足跟的重要性··············122

| 第 **12** 章 | 肩臂筋膜 |

肩胛骨内侧筋膜·············124
关于圆肩·············126
肩关节深层肌肉·············127
肩关节深层肌肉的动作·············128
肩部筋膜·············129

前臂腕屈肌·············130
前臂腕伸肌·············131

专栏 12
　上臂与前臂的分区·············132

| 第 **13** 章 | 躯干筋膜 |

内脏筋膜·············134
内脏、呼吸与髋关节·············136
内脏与大腿·············137
肋骨运动·············138
头部与颈部的运动不同·············139

腹部与髋关节的运动·············140
骶骨与骶曲·············141

专栏 13
　姿势的链锁运动·············142

| 第 **14** 章 | 改善筋膜小贴士 |

关于改善姿势与动作·············144
前表线的影响·············146
后表线的影响·············147
体侧线的影响·············148

螺旋线的影响·············149
前深线的影响·············150
手臂线的影响·············151

参考文献·············153

后记·············155

4

肌筋膜连接

何谓肌筋膜连接？

　　本书介绍的肌筋膜连接是指筋膜分布在全身上下的状态，以及相互影响的方式。

　　提到筋膜，多半会联想到包覆肌肉的薄膜。但严格来说，筋膜不仅指包裹肌肉的薄膜，也包含骨骼、肌腱、韧带、内脏、神经、血管等结缔组织。筋膜的英文为"fascia"，在拉丁语中有"包裹""绷带"等含义。

　　筋膜构成了一个非常复杂的网络。为了帮助各位理解，右页的插图（如连体衣一样）是筋膜可视化示例。但要强调的是，筋膜是一个三维立体的组织结构。
　　我们可以想象橘子的横断面。白色的薄皮包裹着整颗果肉，并将果肉分成数瓣。
　　白色的薄皮部分相当于筋膜，包绕全身。

　　随着近年筋膜研究的不断进展，相关信息也更容易获取，但至今仍有许多未知的领域。
　　或许今后的研究会不断有新发现，但本书内容旨在与现有解剖学认知巧妙结合，满足当下的学习需求。

支撑身体的肌筋膜连接

筋膜如同橘子中果肉外的白色薄皮，覆盖全身并分隔肌肉

筋膜连体衣

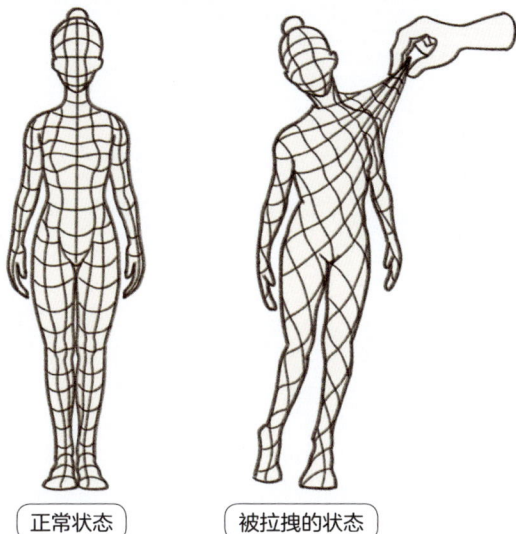

正常状态　　　被拉拽的状态

图 解

筋膜分布于身体各处，支撑着全身。即使去掉筋膜外的其他
组织，也会清晰地显现出人形，因此筋膜也被称为第二骨
架。当部分筋膜因某种原因而变得僵硬，便会通过紧身衣效
应拉拽其他部位，从而破坏身体的平衡。因此，乍看与损伤
毫无关联的部位也会出现疼痛或活动受限。

姿势连接

肌筋膜连接具有稳定姿势的功能

姿势平衡

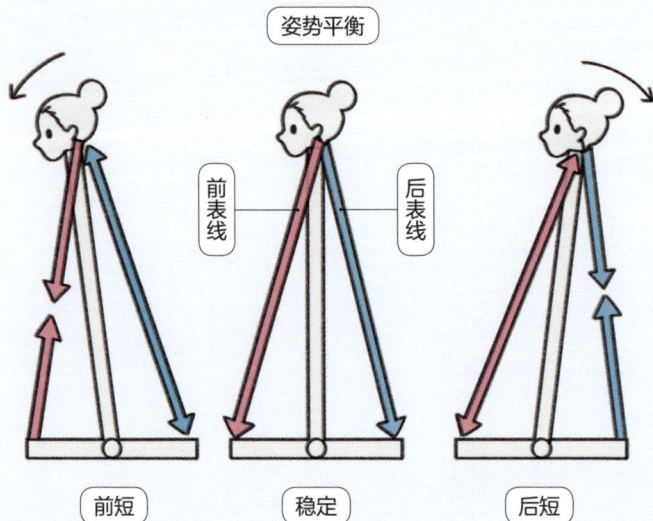

前表线　后表线

前短　稳定　后短

图 解

通过身体各面的肌筋膜连接，身体的支撑功能得以实现。后表线有防止身体前倾的作用。同样，身体后倾时，前表线也会发挥刹车的作用。正因为身体各个面肌筋膜的连接，我们才能应对多样的姿势变化。唯有各条肌筋膜线的长度处于整体均衡时，身体才能处于最放松的状态。

功能线

起到全身联动的作用

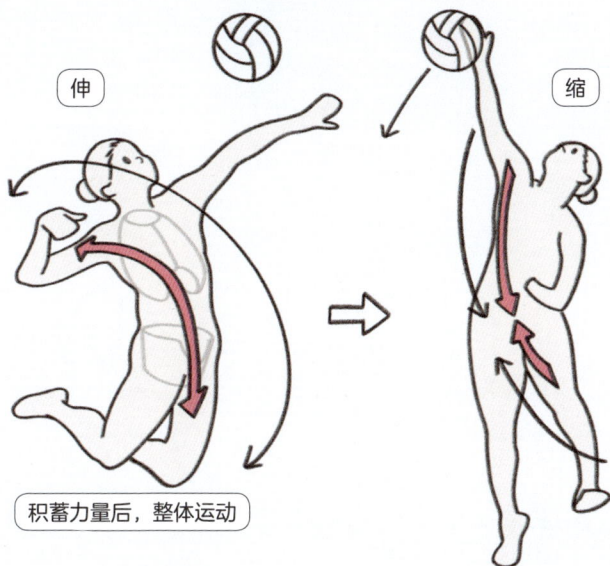

伸

缩

积蓄力量后，整体运动

图 解

人体在运动时，肌筋膜连接同样会发挥功能。运动时，整体肌筋膜线处于预拉长状态，有利于肌肉收缩产生更大的力。手臂运动通过前臂线与躯干一体化，可以在保护肘与肩关节的前提下，做出强有力的动作。此外，肌筋膜线还具有刹车作用以防止身体过度运动。像跑步这类追求弹簧效应的竞技运动，运用这种身体张力十分重要。

感受器的功能

与肌肉相比，筋膜含有更多的感受器

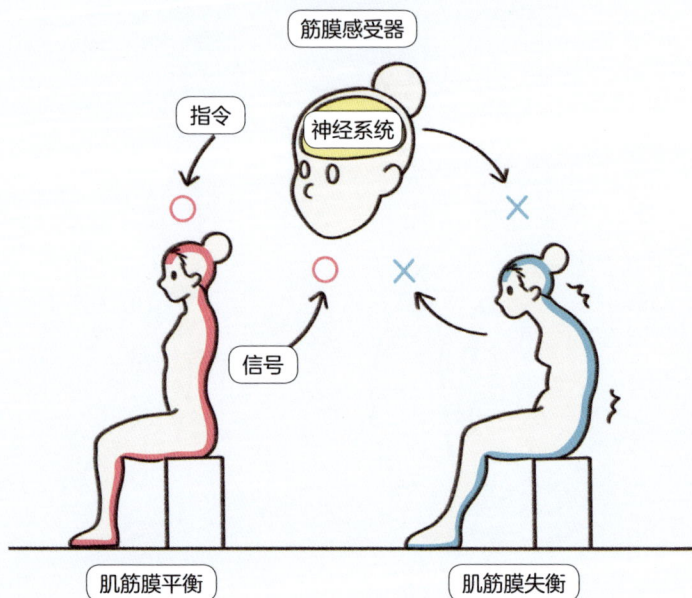

筋膜感受器

指令

神经系统

信号

肌筋膜平衡　　　　　　肌筋膜失衡

筋膜中分布有很多感受器，向大脑传递身体感受到的压力、肌肉的伸缩感，以及身体各部位所处的位置等信息。如果因某种原因导致局部肌筋膜张力增高，那么这个部位的感觉便会减弱。当感受器无法正常运作时，身体的日常动作或运动便很难被灵活控制。

改善肌筋膜状态的方法

触按的方法比施压的强度更重要

改善肌筋膜感知能力的例子

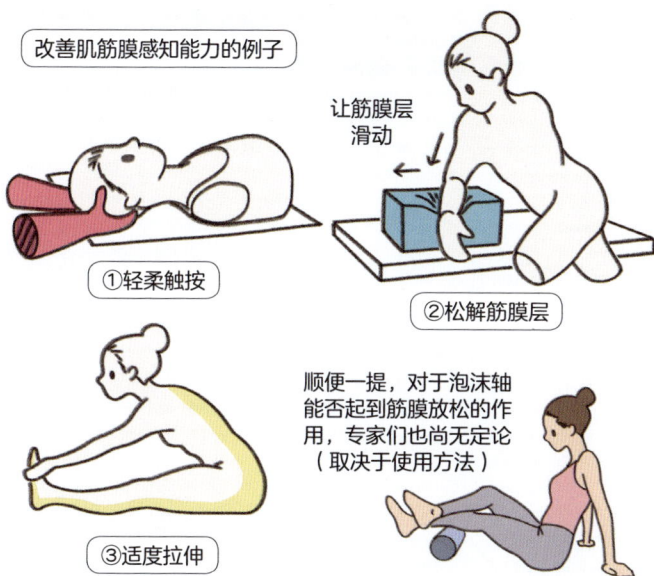

让筋膜层滑动

①轻柔触按

②松解筋膜层

③适度拉伸

顺便一提，对于泡沫轴能否起到筋膜放松的作用，专家们也尚无定论（取决于使用方法）

图 解

筋膜内的多种感受器会对不同的刺激产生反应。其中，对移动筋膜层的持续压力或温度刺激做出反应的感受器，会通过自主神经的调节降低身体的紧张度。因此，利用感觉输入影响神经系统的调节作用来改善肌筋膜状态是康复治疗和训练的一大重点，但过度拉伸或过强施压都会起到相反的作用。

本书注意事项

1

插图所示动作和姿势是为了让读者更轻松地理解肌筋膜连接。实际上在运动时，最重要的还是全身能够平衡。

2

全身的肌筋膜连在一起，本书的主旨是结合以往的解剖学理论，帮助读者根据自身需求发挥肌筋膜连接的功能，而不是通过一次性地拉伸或收缩来达到训练目标。肌筋膜是十分复杂的组织，很多认知尚未达成共识。

3

关于改善肌筋膜连接状态的方法并没有特别绝对的方法，本书所呈现的是作者认为重要的部分。

第 **1** 章

前表线

前表线

连接体前侧并平衡后表线

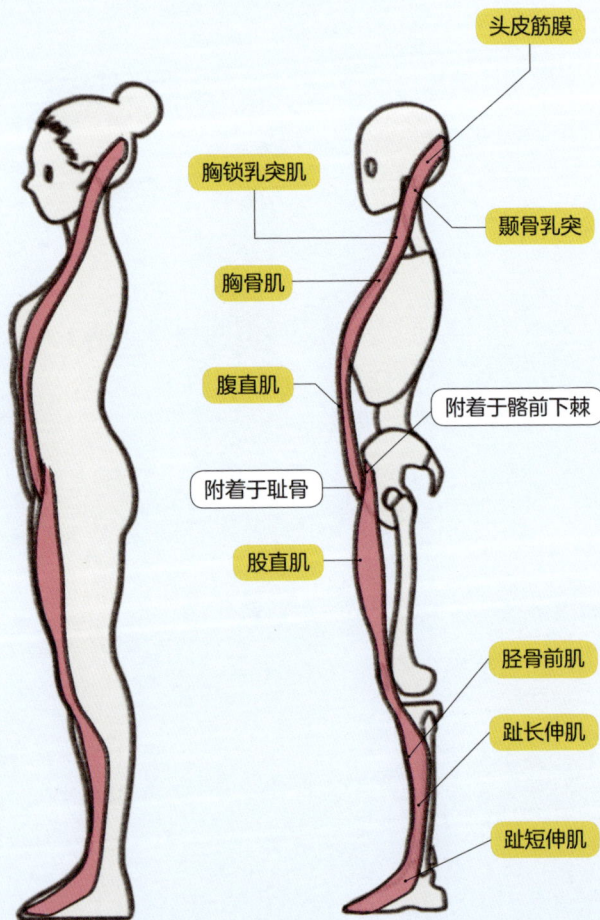

头皮筋膜

胸锁乳突肌

颞骨乳突

胸骨肌

腹直肌

附着于髂前下棘

附着于耻骨

股直肌

胫骨前肌

趾长伸肌

趾短伸肌

图 解

前表线由上半段和下半段两部分构成。上半段起于耳后，如同领带般垂于胸部与腹部前方，最后止于耻骨。下半段起自骨盆的一部分，并依序延伸到髌骨、小腿至足背。它的作用是与后表线共同维持身体前后（矢状面）的平衡。

日 常 提 示

弓背久坐时，前表线上半段短缩且活动性下降；而当前表线下半段短缩时，跪坐等动作就会变得困难。进行前表线拉伸运动时，切记不可突然将整个身体向后伸展，应该逐个部位进行拉伸，这样身体所承受的压力会比较小。

详 细 图 解

同时观察前表线的各部分和与之拮抗的后表线，找到短缩或拉长的部位，便能选择恰当的拉伸或强化训练动作。（话说隔行如隔山。对于一般人而言，建议寻求专业人士的指导。）

上半段

这条肌筋膜连接向后环绕头后部

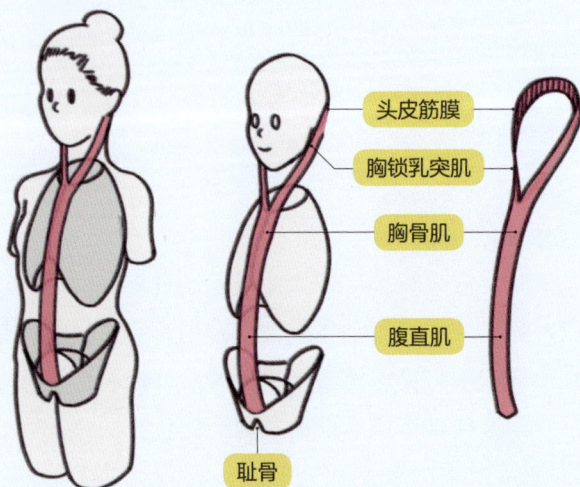

头皮筋膜
胸锁乳突肌
胸骨肌
腹直肌
耻骨

图 解

如果将前表线上半段想象成一对有线耳机，线从耳后向前垂至胸部正中，再向下至耻骨的方向，这样就比较容易理解了。对于不熟悉肌肉训练的人群，在训练腹肌时会有颈部不适的情况，是因前表线上方的颈部肌肉（胸锁乳突肌等）被施加了负荷，而不是由于腹直肌或其他腹肌使用不当所致。

上半段的收缩运动

前表线变短时，下颌上抬，头前伸

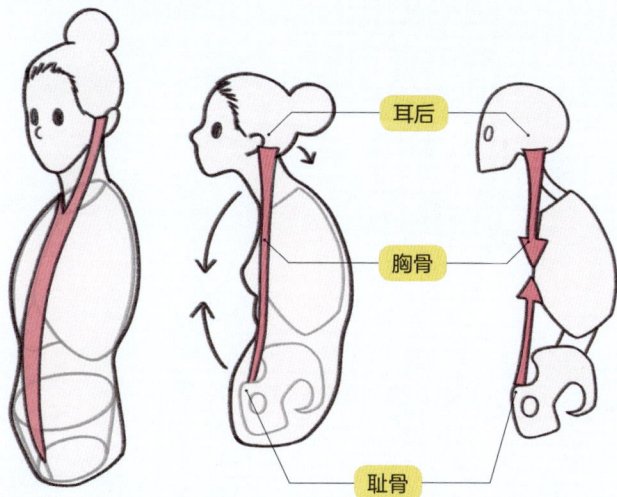

耳后

胸骨

耻骨

图解

前表线上半段整体短缩时，便有一股从耳后拉向耻骨的力，造成头前伸、下颌上抬、塌腰驼背的姿势。如图所示，弓背会导致肋骨与骨盆之间（腹部）的空间受到挤压，这是导致内脏功能低下的原因之一，因此需特别留意。

下半段

股四头肌中的股直肌构成前表线的一部分

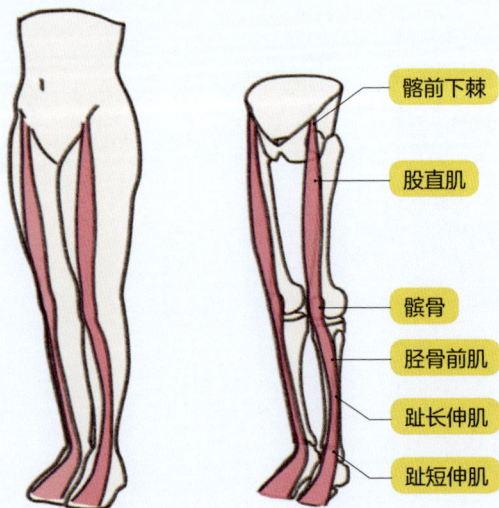

髂前下棘

股直肌

髌骨

胫骨前肌

趾长伸肌

趾短伸肌

图 解

前表线下半段始于骨盆，经过大腿前侧，延伸到胫骨与足趾（足背侧）。股直肌易影响髋关节与髌骨的运动，膝关节以下的肌肉则易影响足踝的运动。因此在拉伸大腿前侧时，注意不要塌腰（避免骨盆前倾）。塌腰会造成骨盆前倾，导致拉伸效果减半。

补 充　股直肌的一部分起于髋关节囊上。

前表线 - 05

下半段的收缩运动

如果没有激活躯干与髋关节的深层肌肉，
那表层肌肉也很难被激活

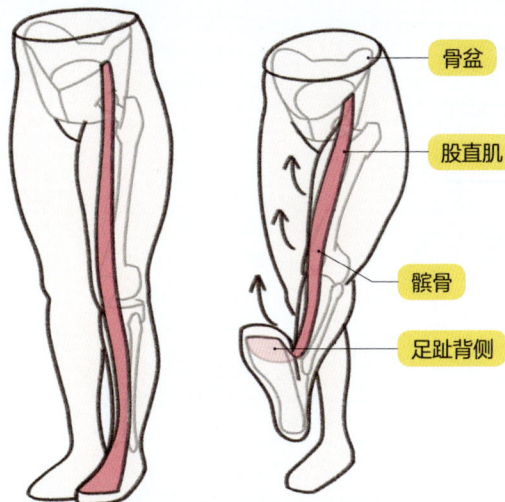

- 骨盆
- 股直肌
- 髌骨
- 足趾背侧

图解

插图所示的抬腿动作，当躯干与髋关节的深层肌失活时，前表线将会过度代偿而导致大腿前侧的疲劳。腹股沟与大腿根部的疼痛可能是受到股直肌与其周围高张力的影响而引起。因此，有意识地激活躯干与髋关节的深层肌肉能较为轻松地抬起腿部。

补 充 股直肌在屈髋 10°~30° 时收缩最多。

整体收缩运动

全身整体前屈时使用到

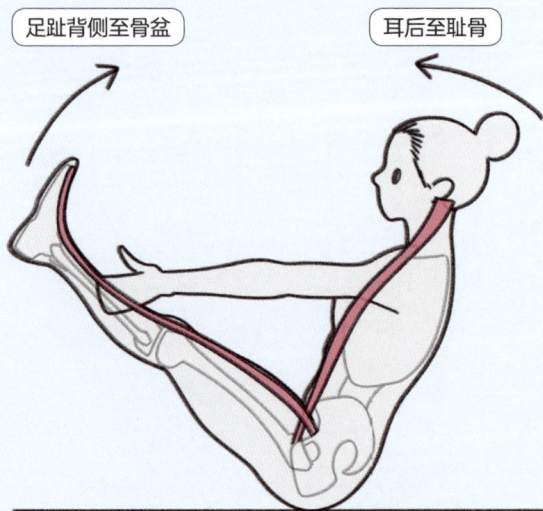

扫码观看练习指导

足趾背侧至骨盆

耳后至耻骨

图 解

在做上图所示的船式动作时，我们会使用到整个前表线。前表线多产生迅速有力的动作，但要维持如图所示的动作，更需要深层肌肉的参与。尤其是屈髋的主动肌——髂腰肌，以及稳定躯干的腹部深层肌群的激活尤为重要。

补 充　相较于股直肌，髋关节屈曲的角度越大，髂腰肌的作用越明显。

整体拉伸运动

扫码观看练习指导

做向后弯曲动作时，前表线得到充分的伸展

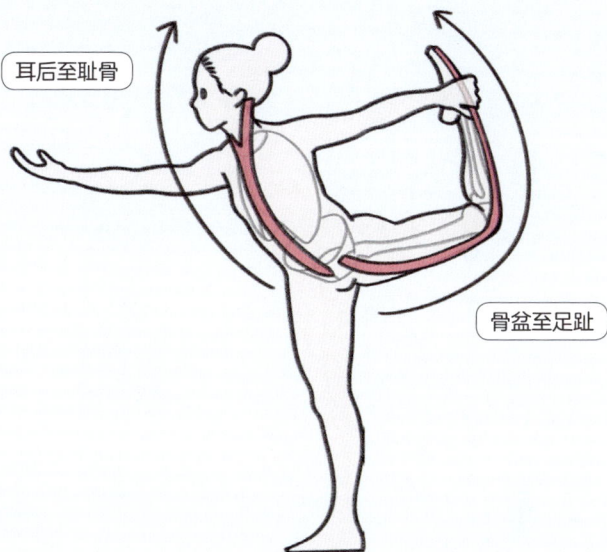

耳后至耻骨

骨盆至足趾

图 解

上下两区的肌筋膜连接只有在身体整体向后弯曲时，才会以一条连续筋膜链的形式伸展开来。这时的前表线发挥刹车作用，避免向后弯曲时超出身体所能承受的范围。尤其是在站立位向后弯曲时可防止身体过度后弯，同时避免腰部和颈部受损。

前表线与心理

前表线由很多快缩型肌纤维参与

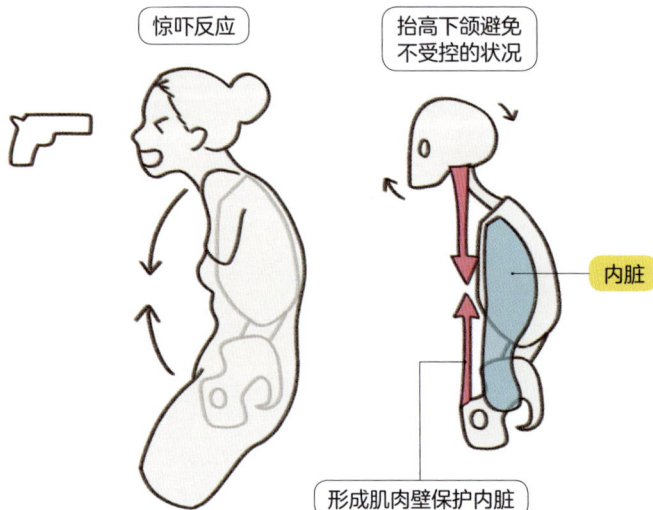

惊吓反应

抬高下颌避免不受控的状况

内脏

形成肌肉壁保护内脏

前表线还有保护身体重要脏器的作用，也会形成所谓的防御姿势。人们常说身心关系密切。前表线短缩的人，内心大概率处于较难放松的状态。因此，如果长时间保持身体蜷缩姿势，则更容易进入不安的心理状态。

第 ② 章

后表线

整体收缩运动

全身整体屈曲时使用到

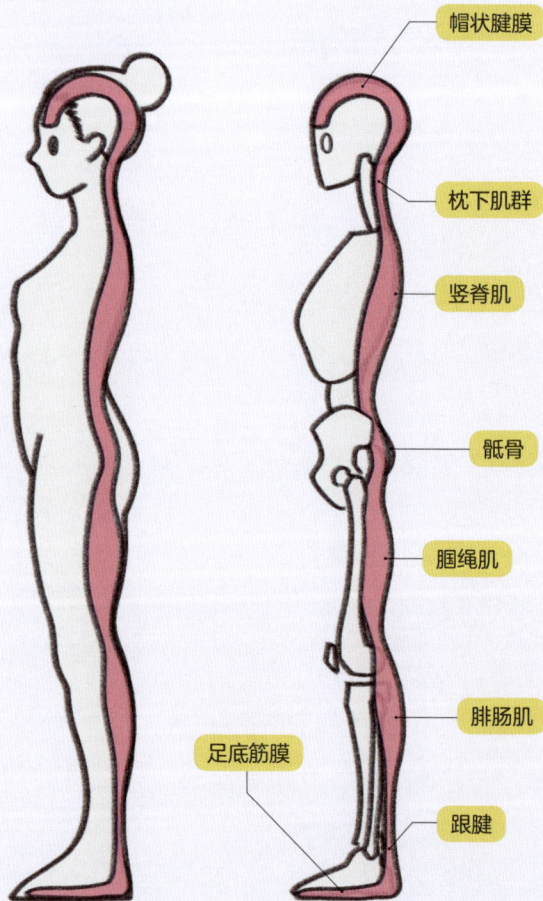

帽状腱膜

枕下肌群

竖脊肌

骶骨

腘绳肌

腓肠肌

足底筋膜

跟腱

图 解

后表线位于身体后侧。这条肌筋膜链从前额向后到头后部，沿着脊柱向下，到达骶骨后分为左右两条轨道，分别从两腿后侧延伸到足底。其主要功能是避免塌腰驼背以维持身体直立的姿势，并与前表线一起维持身体前后的平衡。

日 常 提 示

后表线的主要作用是避免形成塌腰驼背的姿势。在驼背的人群中竖脊肌往往不易被激活，而在翘臀塌腰（腰曲过度前凸）的人群中常处于短缩状态。

详 细 图 解

将后表线中颈段与骶骨段的张力释放掉，身体便能很容易放松。因为副交感神经（放松神经）也正好位于它们附近。

上半段

从眉上方向后，脊柱向下直达骶骨

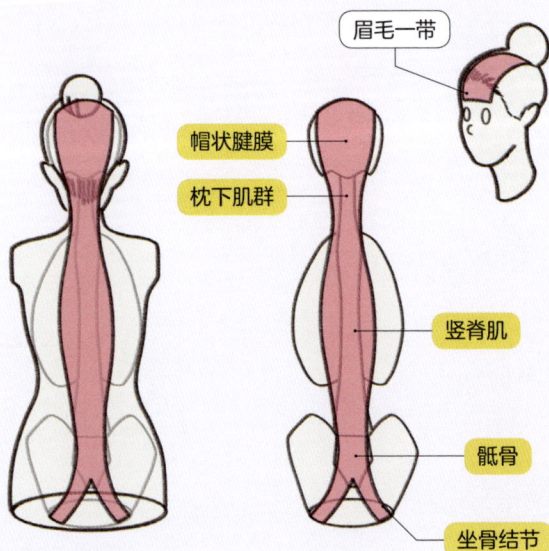

眉毛一带

帽状腱膜

枕下肌群

竖脊肌

骶骨

坐骨结节

图 解

后表线的上部从眉上方越过头顶到达头后部，经过颈后侧、背部直达骶骨。颈后的枕下肌群与眼球运动、竖脊肌的平衡控制有关。部分枕下肌群与骶骨的状态会对覆盖中枢神经的硬脊膜产生影响，因此放松它们能起到放松全身的作用。

补 充 头后小直肌（枕下肌群之一）的一部分与硬脊膜相连。

上半段的收缩运动

后表线上半段的收缩带动躯干向后伸展

躯干向后伸展、骨盆前倾的动作

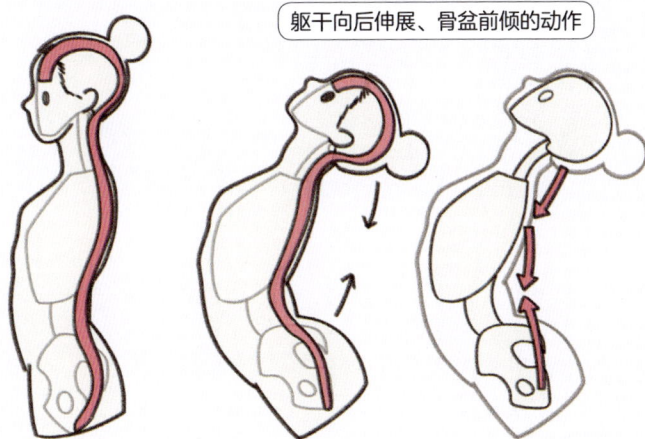

图解

后表线上半段收缩引起躯干向后伸展。相反，在身体蜷缩（颈前伸、塌腰驼背）的姿势下，其受到牵拉。在身体蜷缩姿势下，我们易感到颈部、背部和腰部的紧张。伏案工作人群可以时不时伸个懒腰以缓解后背的紧张，我们要想办法将后表线用起来。

下半段

从骶骨到足底，骶骨韧带向上与竖脊肌连接

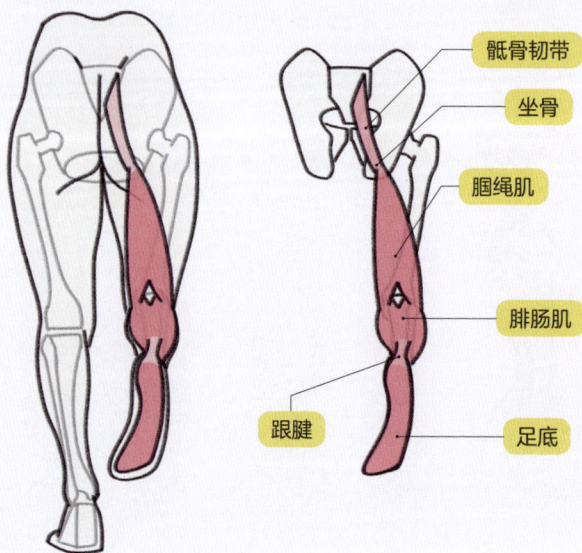

骶骨韧带

坐骨

腘绳肌

腓肠肌

跟腱

足底

图解

后表线下半段在骶骨至坐骨这一段属于韧带。后表线从坐骨向下经过腘绳肌、小腿后侧，通往足底。做体前屈等动作时，配合骨盆前倾，能对腘绳肌进行充分的拉伸。

补充

腘绳肌（半膜肌）的一部分附着于半月板上。

后表线 −05

下半段的收缩运动

站立位，理想的收缩引发的运动一定会伴随着微微屈膝

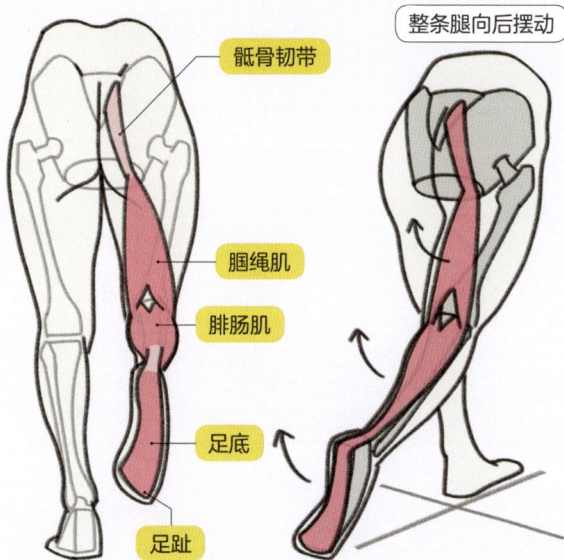

整条腿向后摆动

骶骨韧带

腘绳肌

腓肠肌

足底

足趾

图解

后表线下半段收缩产生髋后伸、膝微屈、踝跖屈与足趾屈曲的动作。插图所示的动作，当臀部肌肉（臀大肌）发力不足时，腘绳肌便会产生代偿，从而易引起大腿后侧痉挛，所以请特别留意。

整体收缩运动

在做整体向后弯曲的动作时，臀肌十分重要

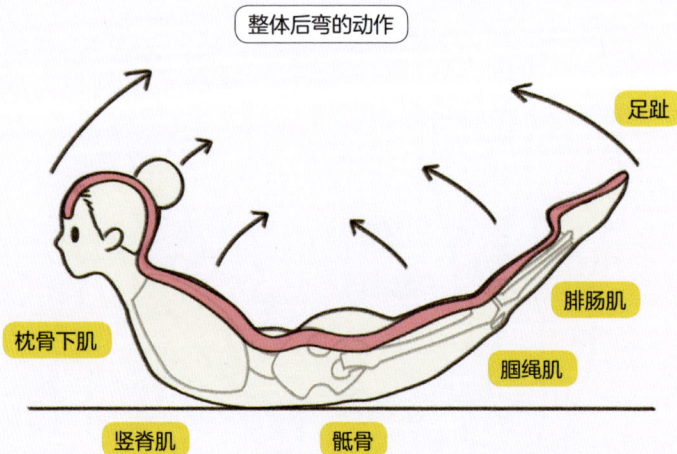

整体后弯的动作

足趾

枕骨下肌

腓肠肌

腘绳肌

竖脊肌

骶骨

图 解

后表线整体收缩产生全身后向弯曲的动作（如"小燕飞"）。躯干整体向后伸展时，若背部和大腿后侧肌肉激活不足，会引起腰椎过度后伸，从而增加腰部负荷，易诱发腰痛。因此，身体的整体向后伸展动作不仅与腰椎有关，也与胸椎与髋关节的活动度有关。尤其胸椎因解剖结构的原因，向后伸展较困难，建议循序渐进练习来逐步改善。

补 充 前表线的伸展在向后弯曲动作中也十分重要。

整体拉伸运动

后表线上的肌肉僵硬时，躯干向前屈曲会受限

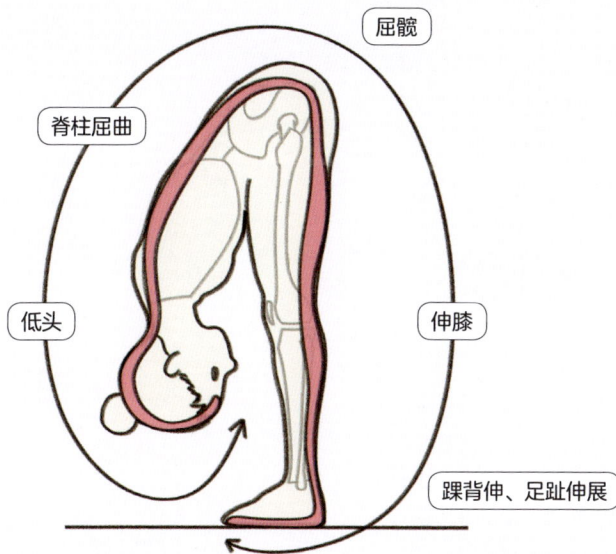

扫码观看练习指导

屈髋

脊柱屈曲

低头

伸膝

踝背伸、足趾伸展

图 解

做体前屈动作时，后表线会被整体拉伸。体前屈受限的人可以重点拉伸大腿后侧与腘窝，同样放松背部肌肉或足底也会有效。体前屈动作的完成与下一章的体侧线也密切相关，所以可以一起学习。

后表线与足部

若足跟不能充分承重，脚掌（前足）的负荷便会增加

后表线短缩，足跟前移

像弓一样

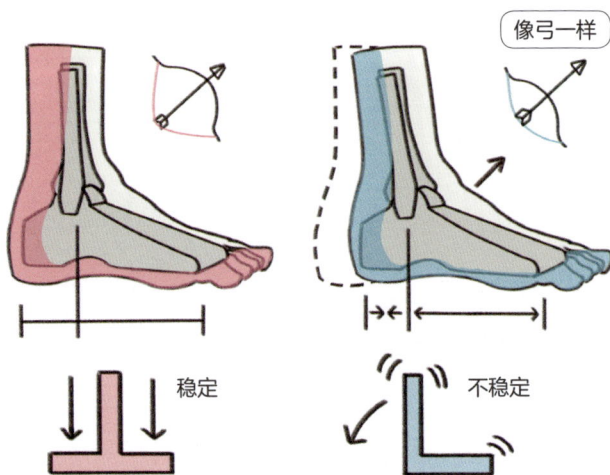

稳定 不稳定

从跟腱到足跟再到足底的肌筋膜像搭着箭的弓弦，如果短缩，便会将足跟向前推。如上图左图所示，外踝下方至小趾球（小趾跖趾关节）的长度与至足跟的长度之间的理想比值为3∶1或4∶1。若外踝下方至足跟的距离太短，体重便越容易压在前足，如此一来，站立时骨盆和膝部便会代偿性前移以保持身体平衡。

第 （3） 章

体侧线

体侧线

对躯干侧屈与髋外展起重要作用

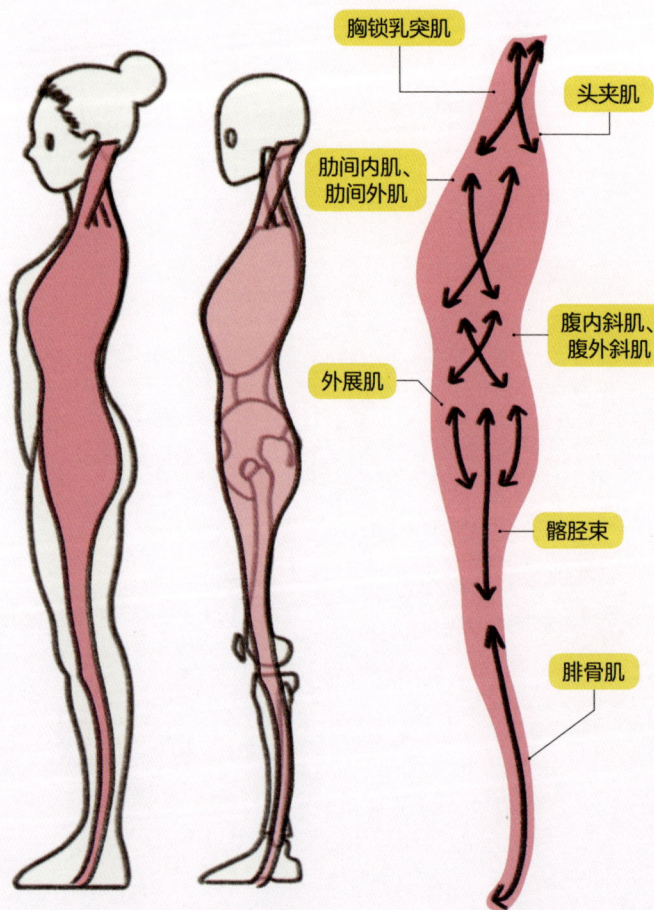

胸锁乳突肌

头夹肌

肋间内肌、
肋间外肌

腹内斜肌、
腹外斜肌

外展肌

髂胫束

腓骨肌

图 解

体侧线起自耳后与头后部，覆盖身体侧面，一直延伸到外侧
足弓。体侧线上半段以"蓝纹编织状"或"鞋带交叉"的走
行方式覆盖于上半身的体侧，控制着身体的精细动作。体侧
线下半段从骨盆开始覆盖大转子（股骨外侧突出的骨头）并
一路向下，主要功能是维持身体左右平衡。体侧线与各肌肉
交错，控制身体前后细微的平衡。

日 常 提 示

吊单杠是用来检查体侧线左右差异的简易方法，变短的一侧
会有很强的拉伸感。此外，双手上举做体侧屈动作也可以用
来判断两侧是否存在差异。

详 细 图 解

体侧线覆盖肋部和骨盆侧面，所以呼吸时也容易对肋骨的运
动、胸廓与骨盆的位置关系和骨盆的前后倾状态产生影响等。

上半段

各部位的肌肉相互交错，精细控制身体的前后平衡

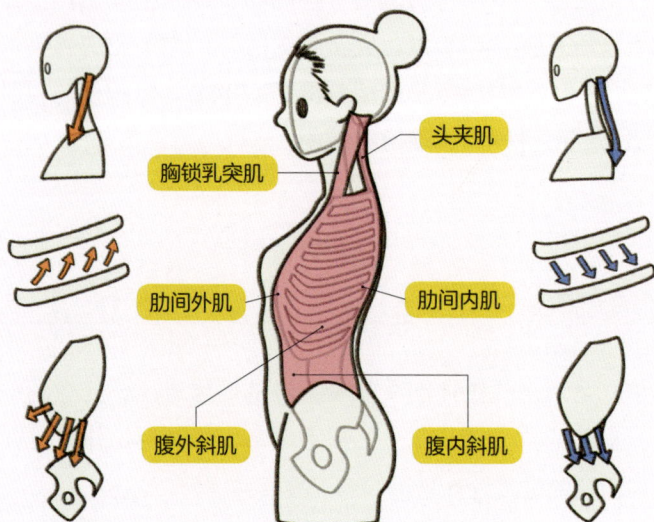

胸锁乳突肌

头夹肌

肋间外肌

肋间内肌

腹外斜肌

腹内斜肌

图 解

体侧线上半段起自耳后一带。一条向胸前延伸，一条向后背延伸，并穿过作为肋骨间连接的肋间肌。接着经过作为连接肋骨与骨盆间桥梁的腹斜肌。因该区域各部位肌肉相互交错，所以具有交互控制肌肉伸缩的特点。

上半段的收缩运动

躯干侧屈，头与骨盆相互靠近

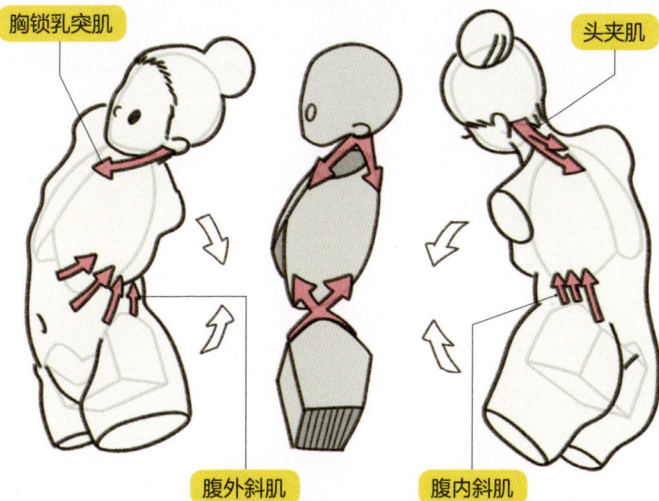

胸锁乳突肌

头夹肌

腹外斜肌

腹内斜肌

图 解

体侧线收缩促进躯干侧屈。除了体侧屈外，各肌肉还可发挥旋转的作用。体侧线前部的肌肉收缩将相关部位向对侧旋转，后部的肌肉收缩将其向同侧旋转。例如，左侧胸锁乳突肌收缩使头部向右侧旋转，而左侧头夹肌收缩将头部转向左侧，当双侧头夹肌同时收缩时，使头部产生后仰的动作。

下半段

覆盖大转子并一路向下

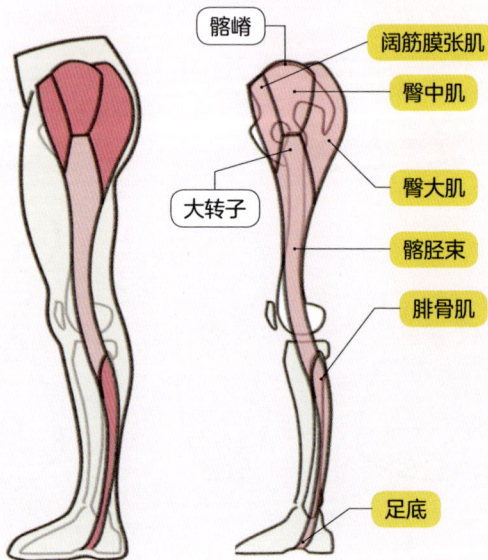

髂嵴

阔筋膜张肌

臀中肌

大转子

臀大肌

髂胫束

腓骨肌

足底

图 解

体侧线下半段有三块肌肉起于骨盆，以包覆股骨大转子的方式，与肥厚的髂胫束相连，并延伸到膝关节下方，再沿着腓骨肌向下，一直延伸到外侧足弓。髂胫束的一部分会深入内侧，形成区分大腿前后侧的膜，因此当髂胫束太紧时，容易影响髋关节运动。

补 充 体侧线防止膝关节外移，起到稳定膝关节的作用。

体侧线 - 05

下半段的收缩运动

侧平板支撑等动作会使用到体侧线下半段

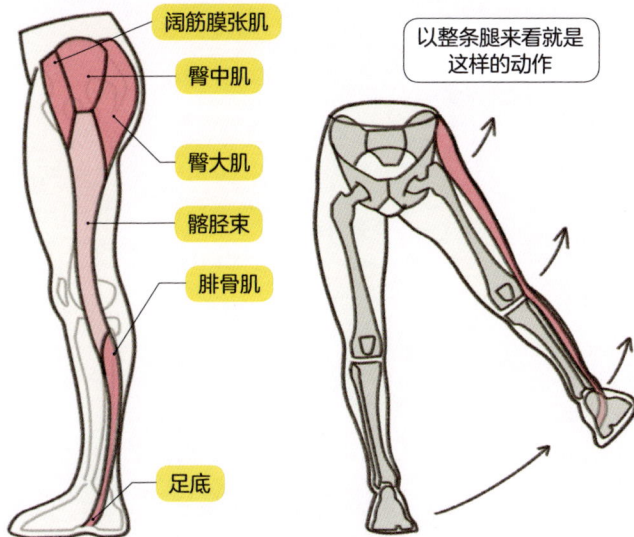

阔筋膜张肌

臀中肌

以整条腿来看就是
这样的动作

臀大肌

髂胫束

腓骨肌

足底

图解

体侧线在整条腿向外侧抬高时发挥作用。髋外侧的三块肌肉收缩产生髋关节外展动作，膝关节下方的腓骨肌收缩产生踝外翻动作。顺便一提，髋关节外展的正常活动范围是0°~45°。因此，当髋关节外展 > 45°时，伴有髋关节外旋，其他肌筋膜连接的参与随之而来。

补充

单腿站立时，体侧线还有保持骨盆水平的作用。

整体收缩运动

躯干稳定，四肢便能轻松运动

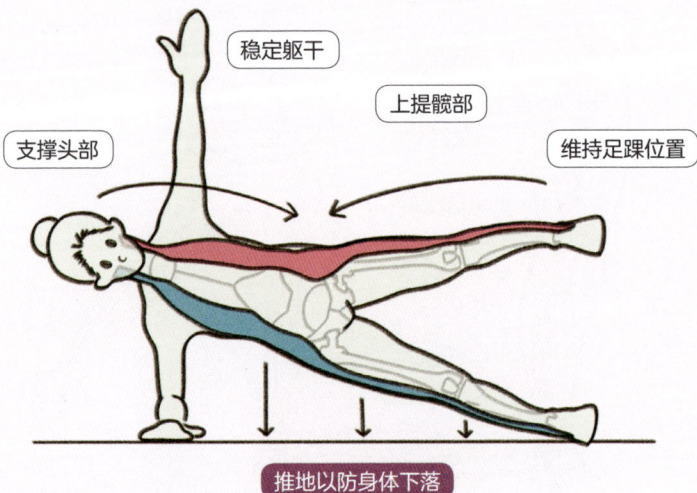

稳定躯干

上提髋部

支撑头部

维持足踝位置

推地以防身体下落

图解

体侧线在做侧平板支撑或躯干侧屈动作时收缩。这时上图下方蓝色线条所示肌肉收缩限制髋部下落，上方的粉色线条所示肌肉收缩以支撑头部、躯干和腿部。因为体侧线会影响身体前后的平衡控制，所以如果只能摇摇晃晃地完成侧平板支撑，意味着体侧线并没有被很好地使用。

补充 侧平板支撑动作会对肩关节产生较大负荷，建议循序渐进练习。

整体拉伸运动

分部位的拉伸较为容易

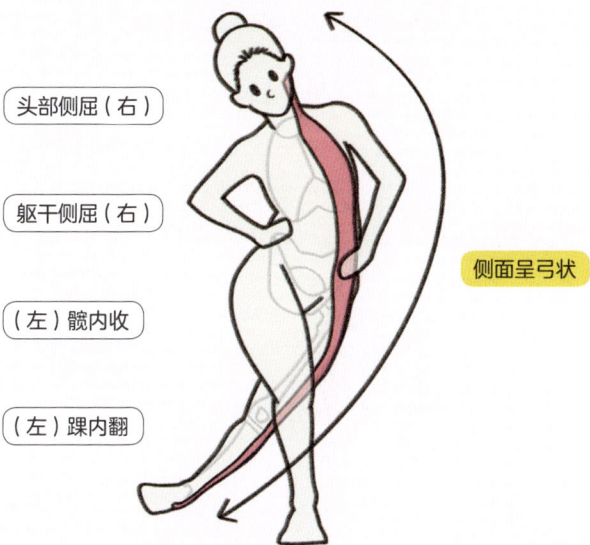

头部侧屈（右）

躯干侧屈（右）

（左）髋内收

（左）踝内翻

侧面呈弓状

图 解

当身体侧屈形成弓状时，充分打开并拉伸侧肋间隙、增大肋骨－骨盆间距并延展髋外侧肌群，可有效拉伸体侧线，从而确保动作的流畅性。一开始不要直接模仿上方插图中的动作来拉伸体侧线，逐一拉伸体侧线的各部位会比较安全，尤其注意颈部和足踝的拉伸。

大腿肌筋膜连接

髂胫束变紧易引起膝关节外侧疼痛

肌间隔将腘绳肌与股四头肌分隔开

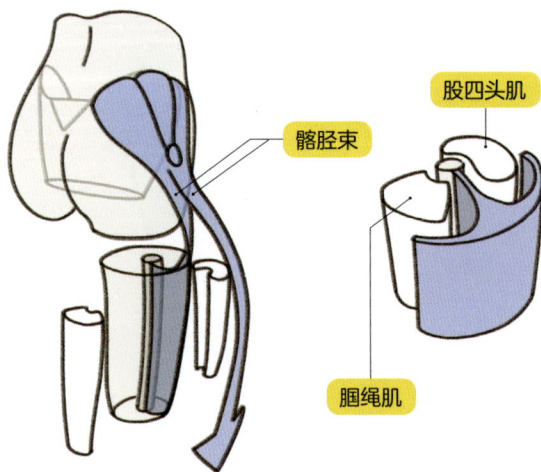

股四头肌

髂胫束

腘绳肌

　　大腿外侧髂胫束的一部分延伸到大腿阔筋膜，成为分隔肌肉的膜——肌间隔。如果肌间隔张力过高，相邻肌肉的弹性便会变差。针对这点，可以用筋膜球放松紧张处来改善大腿的动作。

补 充 髂胫束是阔筋膜外侧增厚的部分。

第 ④ 章

螺旋线

螺旋线

两条螺旋线环绕包裹全身，与身体的旋转运动有关

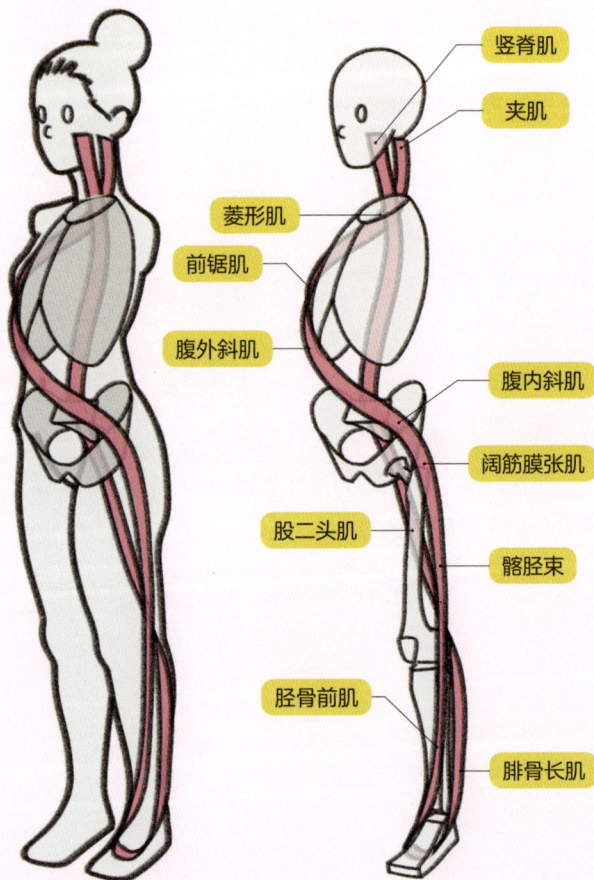

竖脊肌

夹肌

菱形肌

前锯肌

腹外斜肌

腹内斜肌

阔筋膜张肌

股二头肌

髂胫束

胫骨前肌

腓骨长肌

螺旋线是两条以反向螺旋形式环绕身体的肌筋膜连接，具有维持身体稳定并参与身体旋转运动，以及调节深层扭转的作用。如果将螺旋线完全放松，便会呈现出身体原本的旋转状态。螺旋线中骨盆以下的肌筋膜连接，与膝关节的位置朝向、足弓的状态关系特别密切，同时对平衡腿部起到重要作用。

日 常 提 示

改善膝关节疼痛或腿部平衡问题，不仅要着眼于局部，还应考虑足底、骨盆等邻近部位（见第46、47页）。只有拥有对身体的整体观，才能从根本上解决问题。运动时，需要关注身体的整体平衡和动作中各部位的链式反应。

详 细 图 解

理解各部位肌肉相互关联的情况，才能更好理解骨骼复位。例如，菱形肌与前锯肌互为拮抗肌，若一方肌力更占优势，肩胛骨便会偏离原来的位置。而踝关节附近的胫骨前肌与腓骨长肌也具有相似的关系。

上半段

像安全带一样包绕上半身

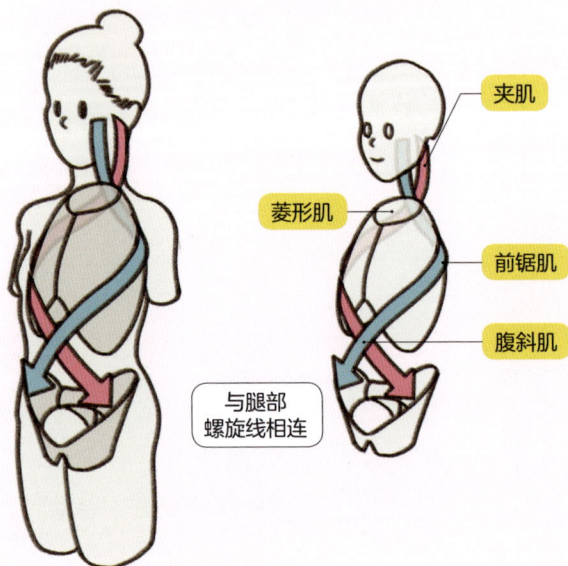

夹肌

菱形肌

前锯肌

腹斜肌

与腿部
螺旋线相连

图 解

每条螺旋线的上半段始于一侧枕部，斜穿至对侧肩胛骨内侧，像安全带一样环绕肋骨与前侧腹部，交叉延伸到对侧骨盆。驼背的人夹肌与菱形肌容易被拉长，而前锯肌和腹斜肌容易短缩。因此，不妨在锻炼肩胛骨和颈部的同时，也拉伸下腹部肌群。

螺旋线的收缩运动

若椎旁的小肌肉活动受限，旋转动作的完成也会受限

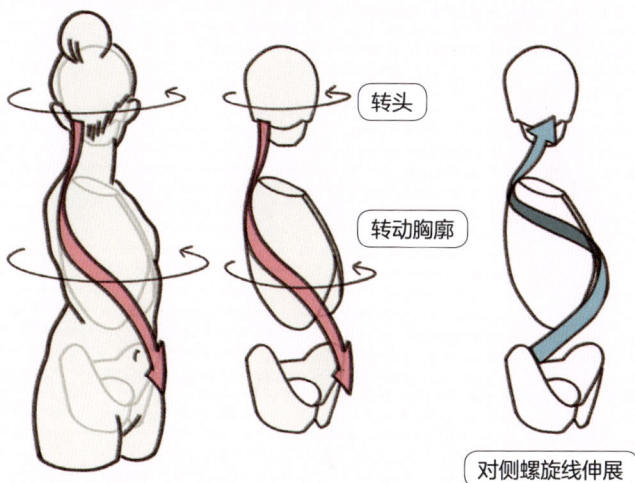

转头

转动胸廓

对侧螺旋线伸展

图解

一侧螺旋线的上半段收缩，产生头部的旋转动作（头向后看），而对侧螺旋线被拉长。若头部向一侧旋转受限，那有可能是对侧螺旋线变短所致。此外，椎旁的小肌肉也有促进身体旋转的作用。

补充 竖脊肌的收缩对脊柱的旋转同样重要。

菱形肌与前锯肌

失衡时，肩胛骨位置会发生变化

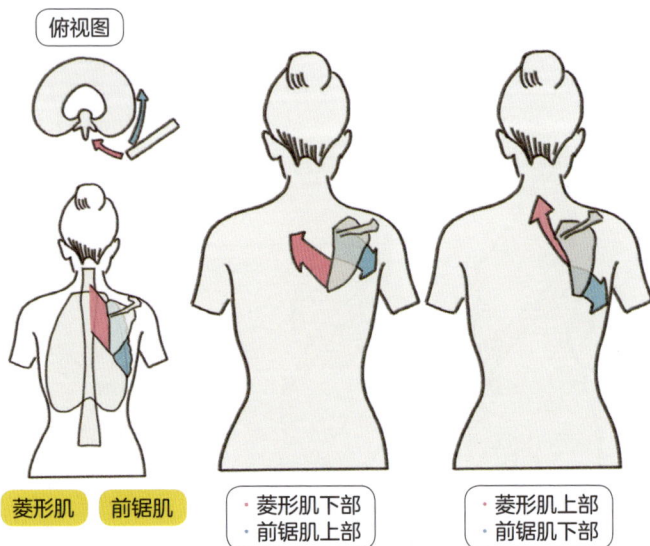

俯视图

菱形肌　前锯肌

· 菱形肌下部
· 前锯肌上部

· 菱形肌上部
· 前锯肌下部

　　止于肩胛骨内侧缘并向腹部方向走行的前锯肌，与朝着后背脊柱方向走行的菱形肌互为拮抗肌。前锯肌收缩使肩胛骨前伸，菱形肌收缩使肩胛骨向脊柱靠拢。如上方左侧插图一样，肩胛骨内侧缘与脊柱平行是肩胛骨最为理想的位置。两块肌肉中有一部分如同中间插图与右侧插图一样短缩时，其中一侧的拉力形成优势，则导致肩胛骨朝该方向旋转，进而影响肩关节的运动与姿势。

下肢螺旋线

也称为螺旋线下半段，有时会影响膝关节的朝向等

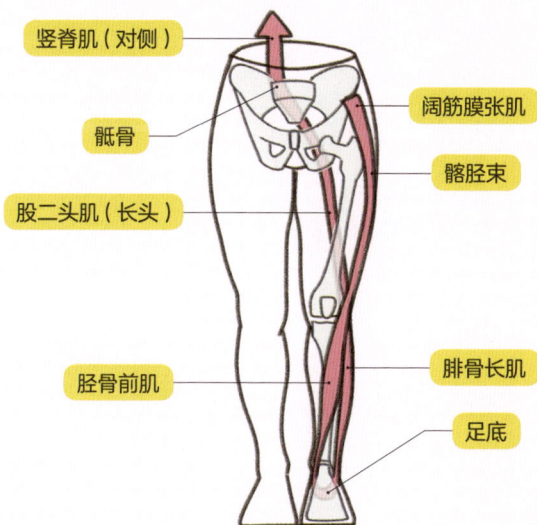

- 竖脊肌（对侧）
- 骶骨
- 股二头肌（长头）
- 胫骨前肌
- 阔筋膜张肌
- 髂胫束
- 腓骨长肌
- 足底

图解

螺旋线下半段从骨盆经过大腿外侧，沿小腿向前向下至足底，在足底转了一个 U 字弯后，沿着腓骨向上，一直到大腿后侧与骶骨。将足部的肌筋膜连接想象成骑马用的马镫就很容易理解了。螺旋线下半段主要是起到稳定下肢并调节各关节的旋转的作用。

下肢平衡 ①

插图中显示的状态容易造成内侧足弓塌陷

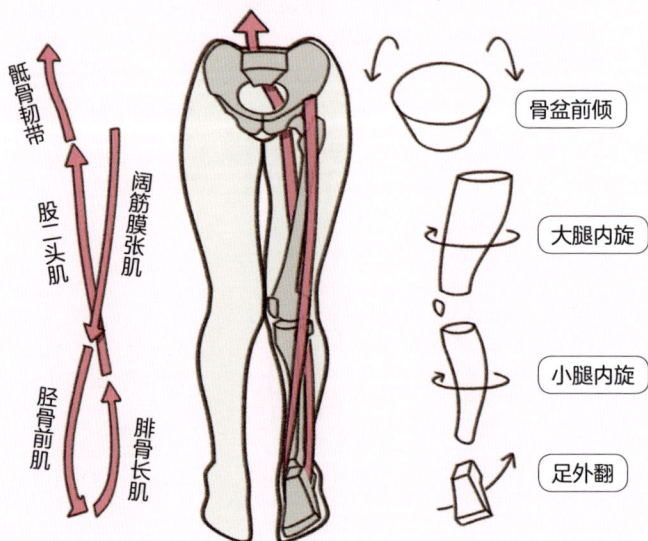

髂胫韧带
股二头肌
阔筋膜张肌
胫骨前肌
腓骨长肌

骨盆前倾

大腿内旋

小腿内旋

足外翻

图 解

螺旋线的整体形状像是从骨盆前后吊起足底一样，因此骨盆倾斜与足踝状态相互影响。膝关节则根据骨盆与踝关节的相对位置关系，通过调节其空间定位以动态维持下肢的平衡。如上方插图所示，当骨盆前倾、内侧足弓塌陷时，通过膝内旋，也就是所谓的 X 型腿，来稳定下肢。

补 充

内旋，即向内旋转。除上图展示外还有其他腿部状态。

下肢平衡②

一般来说，骨盆后倾易导致 O 型腿

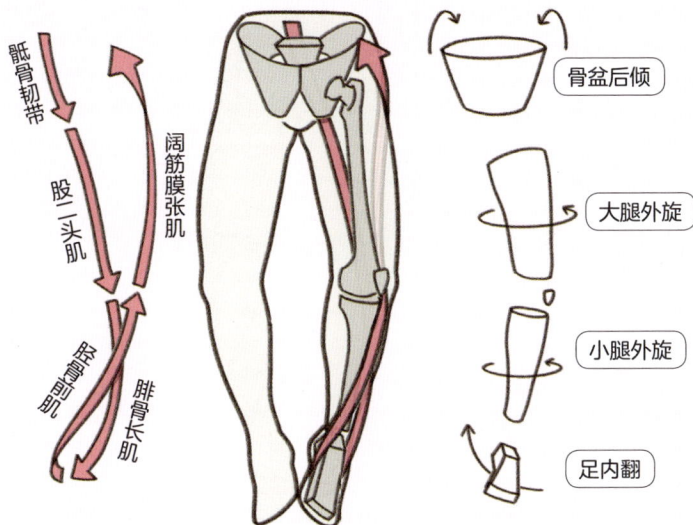

骶骨韧带

股二头肌

胫骨前肌

阔筋膜张肌

腓骨长肌

骨盆后倾

大腿外旋

小腿外旋

足内翻

图解

与上页内容相反，当骨盆后倾时，足外侧会支撑更多的身体重量，使膝关节向外移动，形成所谓的 O 型腿。这时，最重要的是为大腿释放拉伸造成的压力。将腿部视为弓的话，释放作为弓弦的内侧部分（深层肌筋膜连接）的张力也十分必要。

补充 外旋，即向外旋转。除上图展示外还有其他腿部状态。

螺旋线的拉伸运动

上半身和下半身的运动应分开考虑

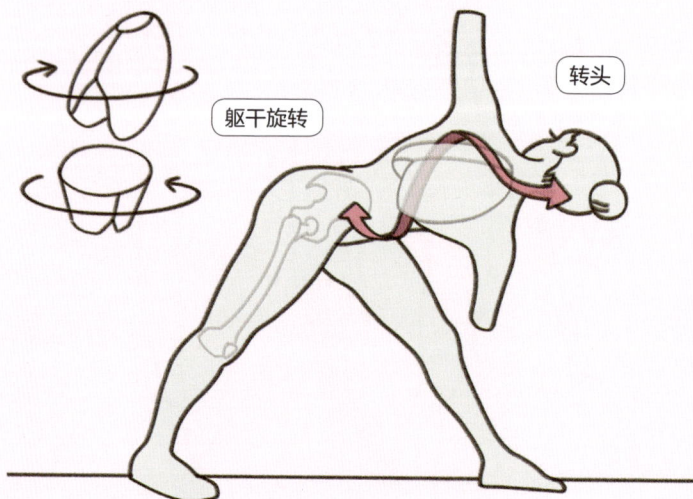

扫码观看练习指导

躯干旋转

转头

图 解

螺旋线的拉伸是上半身与下半身的联动，但以骨盆为基线分开考虑两部分比较合适。如上方插图所示的扭转体式中，需要在骨盆固定的前提下，也就是在核心或下半身稳定的情况下，伸展上半身一侧螺旋线，而对侧的螺旋线收缩。

补 充 据说旋转躯干可以激活内脏功能。

第 **5** 章

前深线

前深线

为呼吸、姿势、步行等提供深层支撑

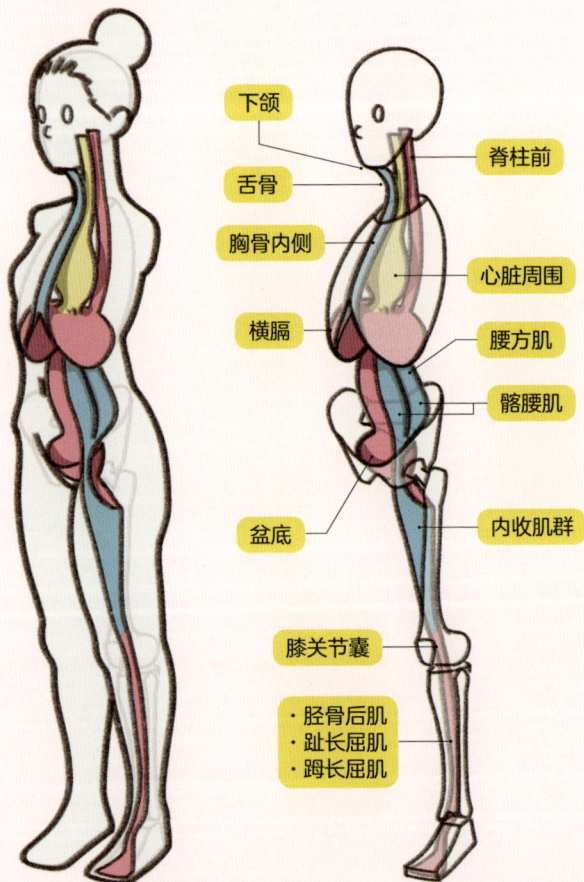

下颌
舌骨
胸骨内侧
横膈
盆底

脊柱前
心脏周围
腰方肌
髂腰肌
内收肌群
膝关节囊
· 胫骨后肌
· 趾长屈肌
· 踇长屈肌

补 充 为了方便读者理解，以颜色区分前深线的不同组成部分，但实际上，前深线是一个整体。

图 解

前深线是通过身体中心的复杂肌筋膜连接，始于颅底与下颌之间，经过喉部、两侧肋骨中间，走向横膈，并在横膈一分为二，以两条轨道进入髋关节后，沿内收肌群、小腿深处下行，最终止于足底。相对于运动支撑，前深线从内部对身体的支撑作用更多，其张力高时会影响姿势或呼吸。

日 常 提 示

可以视前深线为身体的中轴，将其想象成自下而上支撑头部的骨架。双腿内的两条支柱，即前深线的两条轨道经过盆底然后在横膈汇合。这样理解前深线的功能有利于我们更好地控制姿势，以改善腹腔或胸腔空间不足的问题。

详 细 图 解

前深线在下半身起到抬高内侧足弓的作用，并与体侧线一起维持足部内外侧的平衡。在上半身主要起到从内部维持身体姿势，并对头颈部的平衡等产生影响的作用。

头颈至横膈

横膈的状态对维持头部的位置至关重要

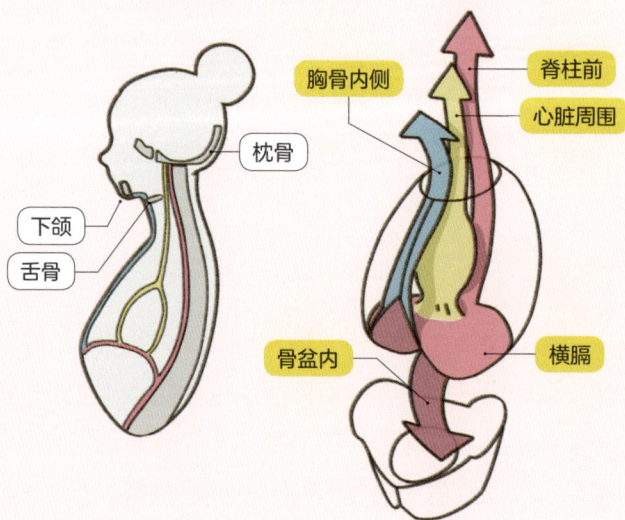

枕骨

下颌

舌骨

胸骨内侧

脊柱前

心脏周围

骨盆内

横膈

图 解

前深线从颈部到横膈（膈肌）由三条肌筋膜连接组成。上方插图省略了侧面部分，实际上，这部分始于枕骨与下颌，向下穿过喉部，以覆盖肋骨内侧面的形式，连接横膈。仔细观察这三条肌筋膜连接的分布，便能理解横膈紧张是如何限制脊柱与肋骨的运动，并影响到头部的位置。

补 充

上方插图中蓝色线条略有简化，实际上完全覆盖肋骨内侧面。

横膈至盆底

内收肌群在扩大腹部空间方面起着重要作用

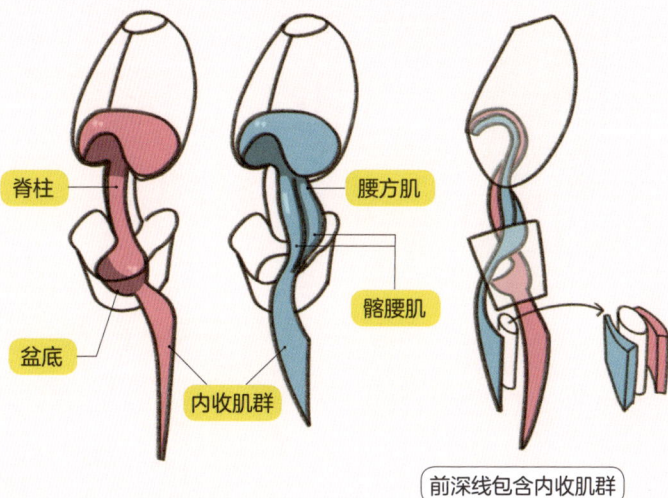

脊柱

腰方肌

髂腰肌

盆底

内收肌群

前深线包含内收肌群

图 解

前深线在横膈向下分为两条轨道。其中一条由脊柱前面下降至盆底，另一条则穿过髋关节的肌肉。这两条轨道又从盆底和腹股沟继续向髋关节和下方延伸，如同夹子形夹着骨盆。横膈作为主要的呼吸肌，与盆底肌一起对腹压产生影响。此外它与髂腰肌相连，因此对步行也十分重要。

髋关节周围

前深线是扩大脊柱前侧空间的重要结构

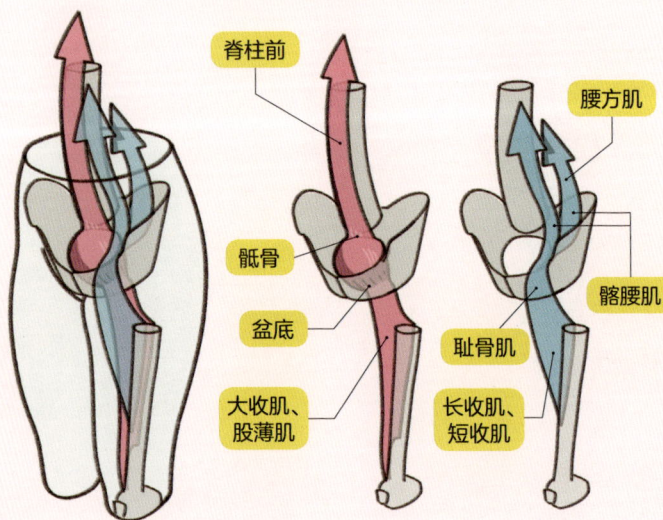

脊柱前

腰方肌

骶骨

盆底

髂腰肌

大收肌、
股薄肌

耻骨肌

长收肌、
短收肌

图 解

在髋关节处分布有从盆底和腹股沟到大腿的前深线轨道，并从前后包裹着内收肌群，延伸至膝关节后侧。释放内收肌群和盆底肌的张力，能使前深线更容易向上延展，并能有效保持脊柱前侧及腹部的空间，让身体不完全依赖背肌的收缩，也能轻松维持直立姿势。

补 充　脊柱前，即前纵韧带（覆盖脊柱前侧的韧带）。

盆底至足底

对维持腿部内外侧平衡十分重要

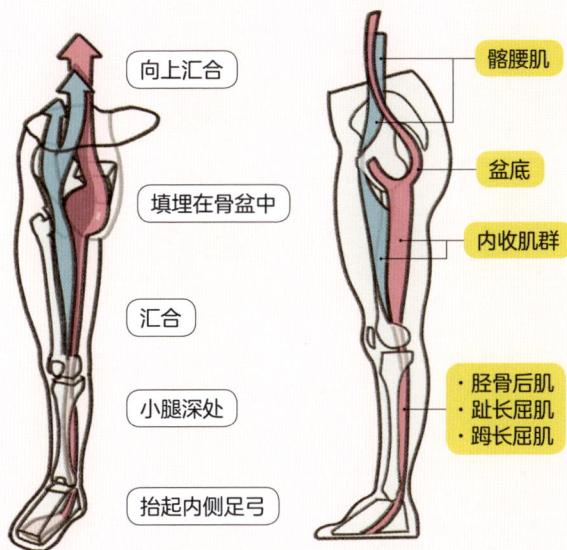

向上汇合

填埋在骨盆中

汇合

小腿深处

抬起内侧足弓

髂腰肌

盆底

内收肌群

- 胫骨后肌
- 趾长屈肌
- 踇长屈肌

图 解

前深线从骨盆向下，并在前后两侧包裹内收肌群，然后延伸至膝关节后面，穿过小腿深部，到达足底。前深线与体侧线一起维持着腿部内外侧的平衡。小腿深层肌肉收缩能提升内侧足弓。若足弓塌陷，则会反过来影响前深线在骨盆处的向上延展。

腹部内侧

前深线与内脏息息相关

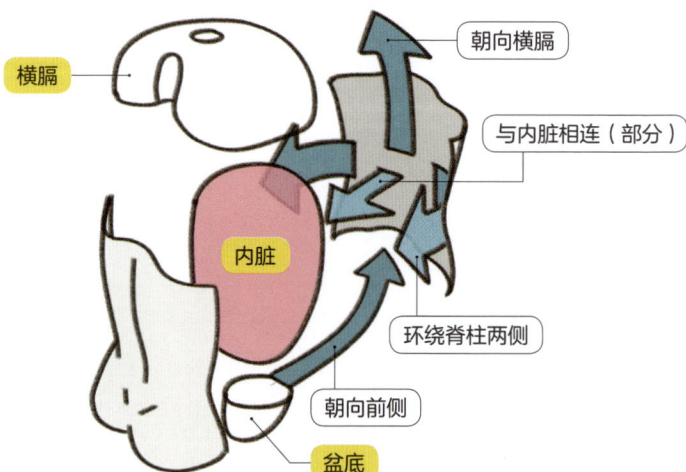

横膈

朝向横膈

与内脏相连（部分）

内脏

环绕脊柱两侧

朝向前侧

盆底

　　前深线在腹部形成类似包裹整个腹部的延伸，上至横膈，下至盆底，同时会从两侧朝向脊柱绕行。此外，前深线在腹部与多个内脏器官存在连接，例如通过横膈与肝脏相连，通过盆底与膀胱相连，且横膈还会连接其他脏器。腹部肌筋膜除了本书提到的以外，还有很多不同的形式，因此腹部（内脏）的状态与姿势、动作密切相关。

第 **6** 章

功能线

3 条功能线

通过躯干提供上肢与下肢的连接

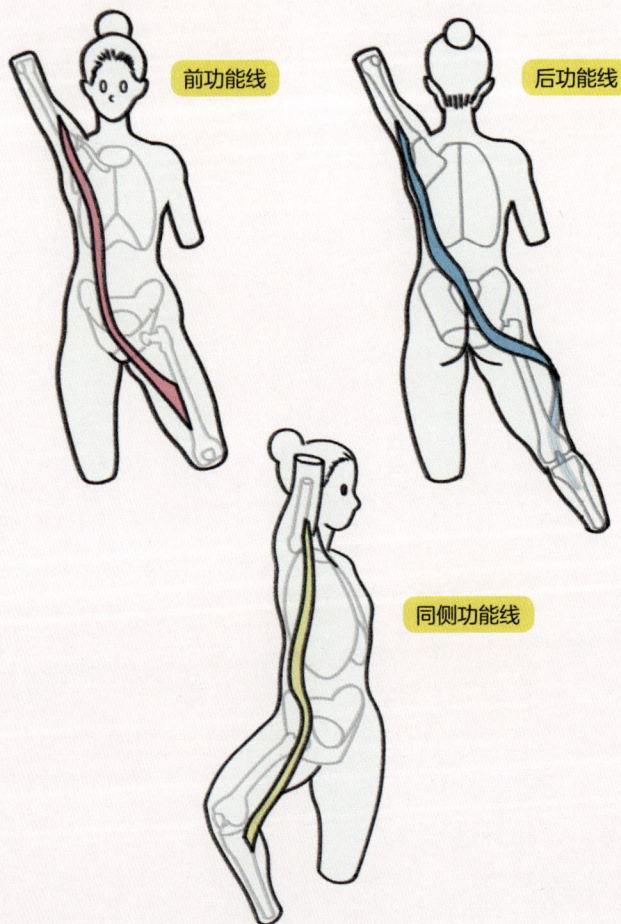

前功能线

后功能线

同侧功能线

58

图 解

身体拥有的 3 条功能线，主要用于身体的运动。它们与其他肌筋膜连接相互配合，在各种动作中发挥作用。前功能线与后功能线分别位于身体的前侧与背侧，以 X 形交叉的方式螺旋环绕。网球发球或高尔夫挥杆时，如果启动功能线，便能产生更大的力，从而提高运动表现。同侧功能线则在引体向上或游泳等双脚无法触地时稳定躯干，以利于手臂摆动。

日 常 提 示

运动过程中肩部或肘部容易疼痛的人群，多半是因为手臂线与功能线无法相互配合。因此，为了能够强劲地发力，请在挥动手臂时启动功能线。

详 细 图 解

相较于其他肌筋膜连接，功能线对身体姿势的影响较小，但其中每块肌肉又会影响姿势，因此在正式进入本章之前想先提醒各位读者，无论如何，建议各条肌筋膜连接配合进行全面的收缩或拉伸运动。

前功能线

在运动中常使用到的肌筋膜连接

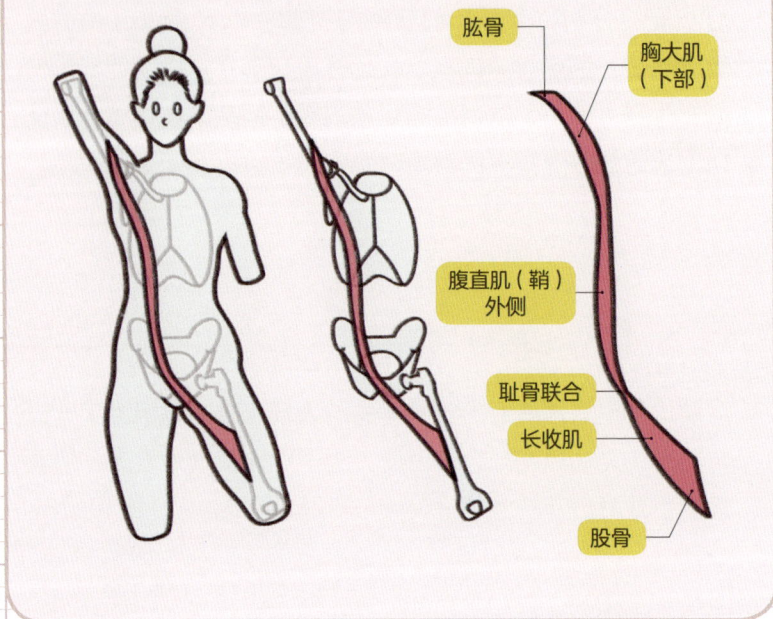

肱骨

胸大肌（下部）

腹直肌（鞘）外侧

耻骨联合

长收肌

股骨

图 解

前功能线是位于身体前侧的斜向肌筋膜连接，使肱骨和对侧股骨相连。前功能线从一侧胸大肌延伸至腹直肌外侧，经耻骨联合交叉至对侧大腿内侧的长收肌。前功能线收缩时，会使处于对角线两端的手臂和腿部相互靠近。在投掷时，力量可以通过前功能线从躯干传递到手臂。

补 充
腹直肌鞘，即包裹腹直肌的腱膜。

后功能线

与前功能线合作

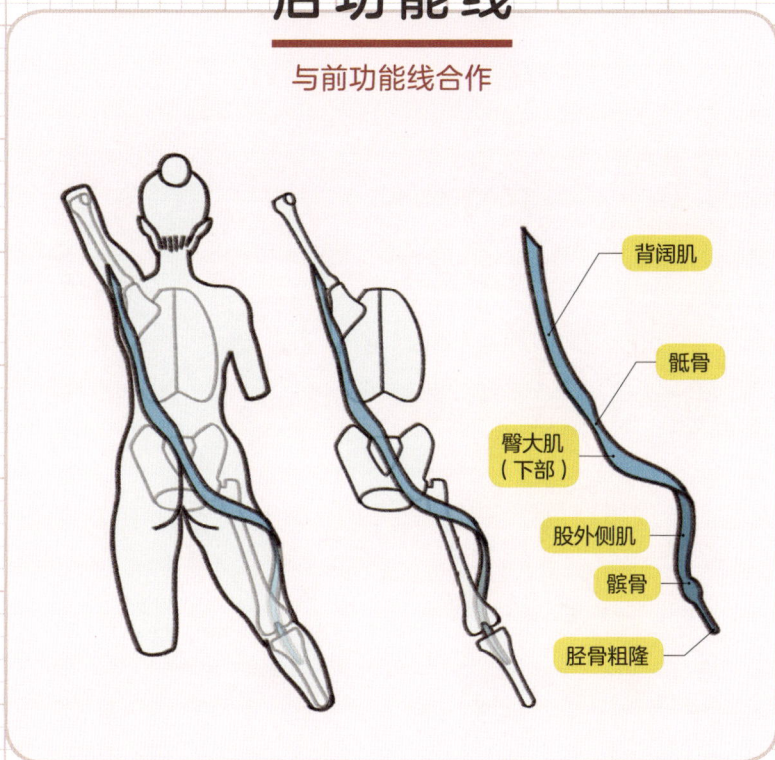

背阔肌

骶骨

臀大肌
（下部）

股外侧肌

髌骨

胫骨粗隆

图 解

身体背侧也有从手臂到对侧大腿的功能线。后功能线上连手臂，下连背阔肌，在骶骨处两侧交叉，走行至臀大肌后绕过大腿，继续向下至股外侧肌，接到髌腱，止于胫骨粗隆。后功能线收缩时，手臂与对侧腿在身体后面相互靠近。前功能线与后功能线往往配合运作，如果其中一条短缩，另一条也会受限。

补 充

股外侧肌，即股四头肌的外侧肌肉。

前功能线的拉伸运动

会在打网球和排球时伸展

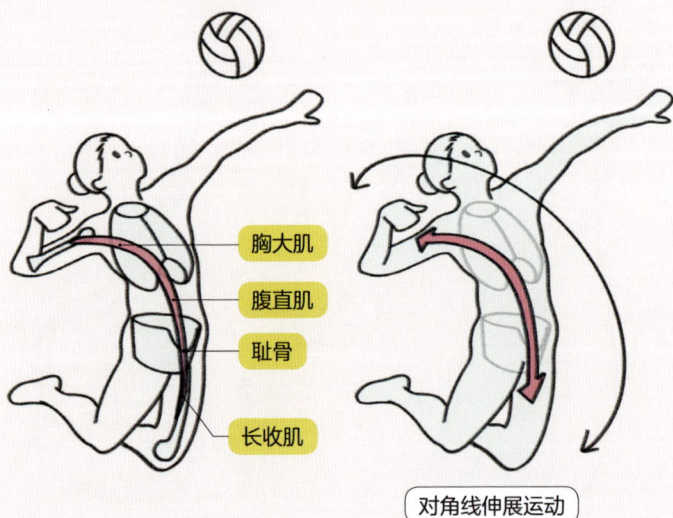

胸大肌

腹直肌

耻骨

长收肌

对角线伸展运动

图 解

做排球杀球或网球发球动作时，前功能线中的一侧手臂与大腿互相远离、拉开。因为有了前功能线的伸展，躯干的力量才能传递到手臂。不妨想象一下钓鱼时，将鱼饵抛出的过程中，鱼竿形成适当的曲度才能将手臂的力量传递到竿头。前功能线这个巧妙的设计，延长了手臂的力臂。

前功能线的收缩运动

肌筋膜连接运动的方式会随着肩关节前屈的角度不同而不同

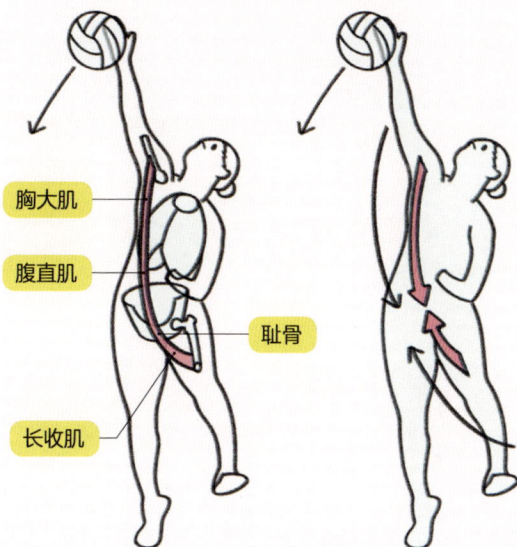

胸大肌

腹直肌

耻骨

长收肌

处于对角线两端的手臂和腿部相互靠近

图 解

前功能线收缩时，处于对角线两端的手臂和腿部相互靠近。如第 62 页所述，前功能线拉伸时积蓄力量，反向收缩时可产生强有力的动作。想要手臂产生的力量够大，便需要躯干的参与。这时用到的不仅只有成对角线走行的前功能线，当手臂下劈角度接近垂直时，前功能线会和前表线配合运作；手臂挥动角度接近水平时，前功能线会和螺旋线配合运作。

后功能线的拉伸运动

高尔夫挥杆动作时后功能线拉长

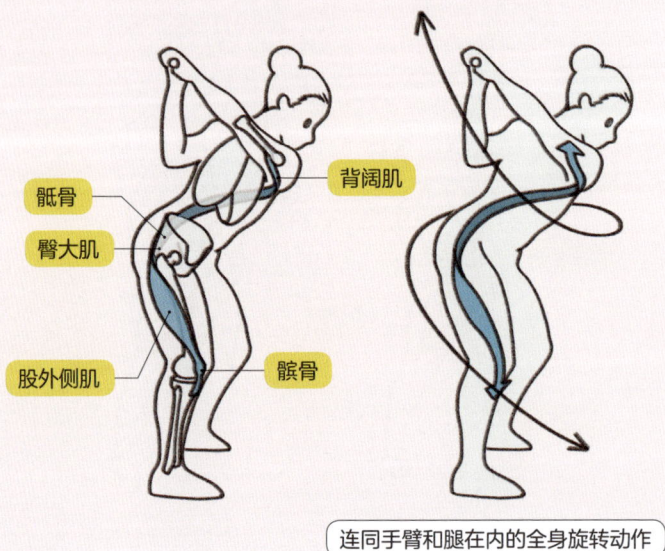

- 骶骨
- 臀大肌
- 股外侧肌
- 背阔肌
- 髌骨

连同手臂和腿在内的全身旋转动作

图解

后功能线从手臂行经身体背侧，呈对角线斜穿到对侧髋部，然后向前绕至髌骨。高尔夫球挥杆时，这条筋膜链以缠绕身体的方式向上向下延伸。右侧挥杆时，左臂到右膝筋膜链对角线拉长以积蓄力量。此时，若右膝顺着躯干的旋转方向向外侧移动，那么整条后功能线的伸展将减弱，挥杆时的力量也会变小。

补充 挥杆时，螺旋线会同时发挥强有力的作用。

后功能线的收缩运动

与螺旋线一同收缩

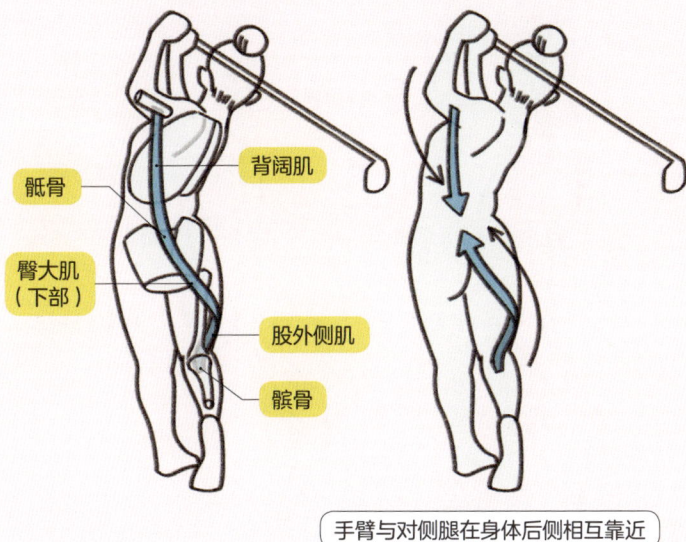

骶骨

臀大肌
（下部）

背阔肌

股外侧肌

髌骨

手臂与对侧腿在身体后侧相互靠近

图 解

后功能线收缩时，手臂与对侧腿在身体后侧靠近。在高尔夫等运动中，后功能线与前功能线一样会先积蓄力量，使背阔肌与臀大肌得以产生强劲的力。除旋转动作外，四点支撑位时，将对角的上臂与腿抬离地面的动作也会用到后功能线。

补 充   后表线也参与该类挥杆和投掷动作。

同侧功能线

在吊单杠等做出悬吊动作时会用到

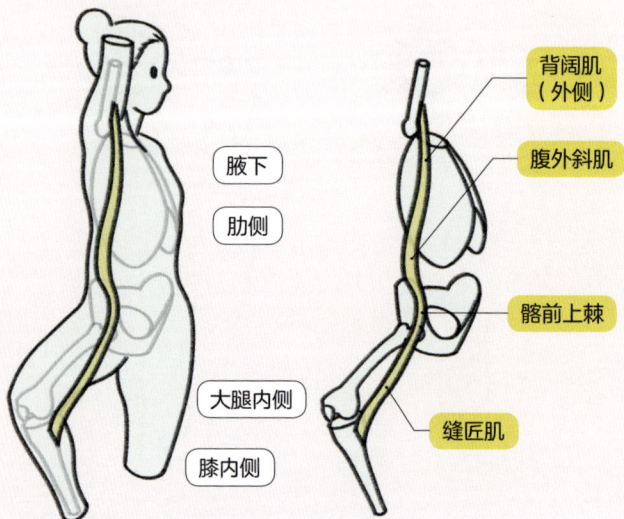

腋下

肋侧

大腿内侧

膝内侧

背阔肌（外侧）

腹外斜肌

髂前上棘

缝匠肌

图 解

同侧功能线位于身体侧面，始于腋下，经过肋骨、骨盆与大腿内侧。在吊单杠等足离地的动作中，同侧功能线起到稳定躯干的作用。自由泳等摆动手臂划水时也会使用到同侧功能线。双手上举，躯干侧屈时能感受到腋下和肋骨侧面的拉伸感。

补 充

引体向上等运动也会使用到同侧功能线。

同侧功能线的运动

自由泳等运动

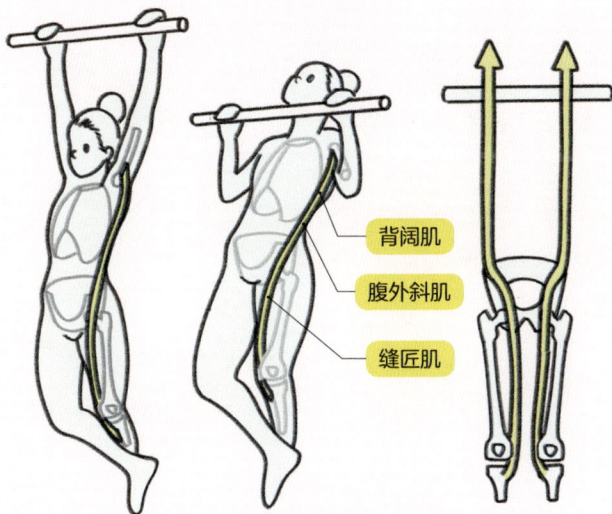

背阔肌

腹外斜肌

缝匠肌

主要与足离地时的手臂运动相关

图解

同侧功能线会在身体做悬吊动作时稳定躯干，主动肌为背阔肌。像竞技体操的吊环下拉这种握把没有固定住的情况，或自由泳中手臂向后划水时，同侧功能线都会发挥作用。一般认为悬吊动作仅用到手臂肌肉，但实际上同侧功能线也会发挥支撑躯干与下肢的作用。

躯干与手臂线

前锯肌和这条肌筋膜连接同等重要

请参照各页

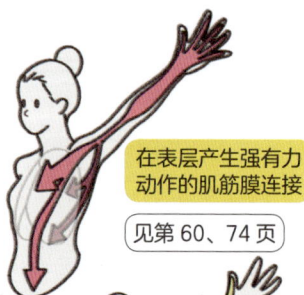

在表层产生强有力动作的肌筋膜连接

见第 60、74 页

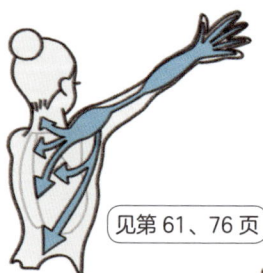

见第 61、76 页

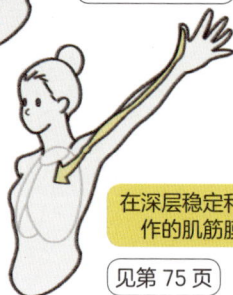

在深层稳定和控制动作的肌筋膜连接

见第 75 页

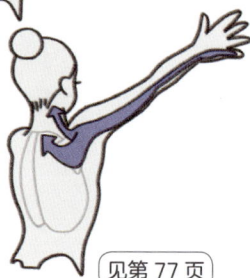

见第 77 页

　　频繁使用手臂的运动如网球、棒球等,很重视将躯干力量传递至手臂的效率。将前功能线、后功能线与表层手臂线一体化,便能产生较大的力。而位于深层的手臂线在肩关节运动时,起到稳定肩关节并辅助表层手臂线运动的作用。在肩关节运动时,表层与深层手臂线的平衡至关重要。

第 **7** 章

手臂线

4 条手臂线

手臂的所有动作均与这 4 条手臂线相关

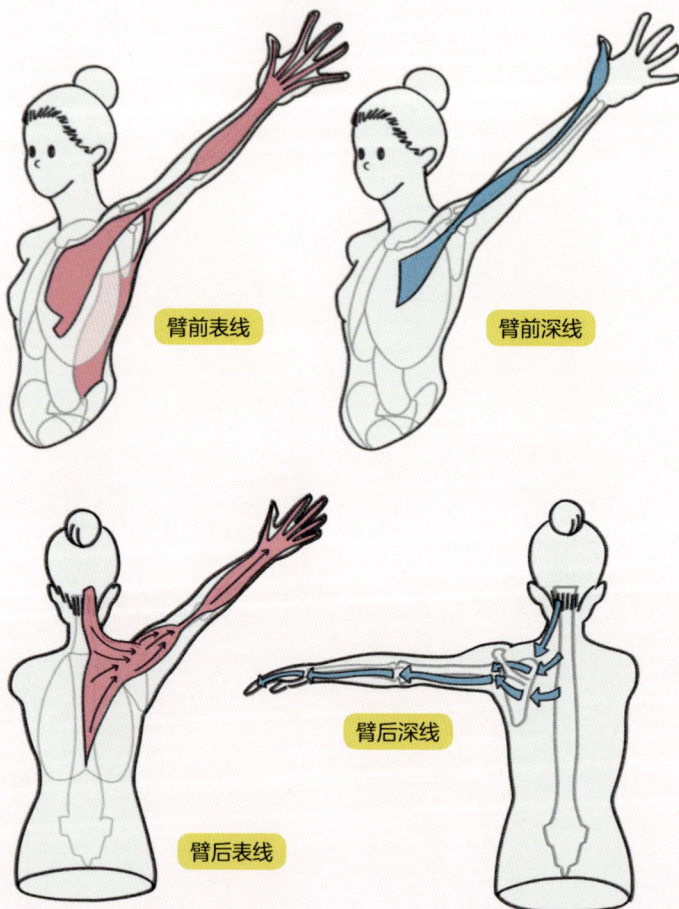

臂前表线

臂前深线

臂后深线

臂后表线

图 解

从躯干到指尖的手臂线有4条，前侧2条，后侧2条。前后侧手臂线都分为表线和深线。表线连接较大的肌肉，主导粗大动作。深线连接上臂、肩部小肌肉，调控精细动作。

日 常 提 示

人们往往以为支撑头部重量的是躯干和下肢，上肢只是悬吊在躯干上，所以很容易被认为与姿势无关。然而当长时间伏案、过度使用上肢与肩关节时，手臂线会产生拉扯头部的力量。所以在做拉伸或一些瑜伽运动时，应留意缓解手臂和肩关节的紧张。

详 细 图 解

可以将手臂想象成鸟的翅膀，以便更好地理解手臂线（详见第78页）。请像鸟展开翅膀一样展开手臂，掌心向下，如此一来：①"臂前表线"就在朝向地面的鸟翅腹侧面；②"臂后表线"就是朝向天空的鸟翅背侧面；③"臂前深线"是调控运动精度的羽翼前缘；④"臂后深线"则是维持动作稳定的羽翼后缘。

臂前线（整体）

手臂活动性不足，易影响肋骨的运动

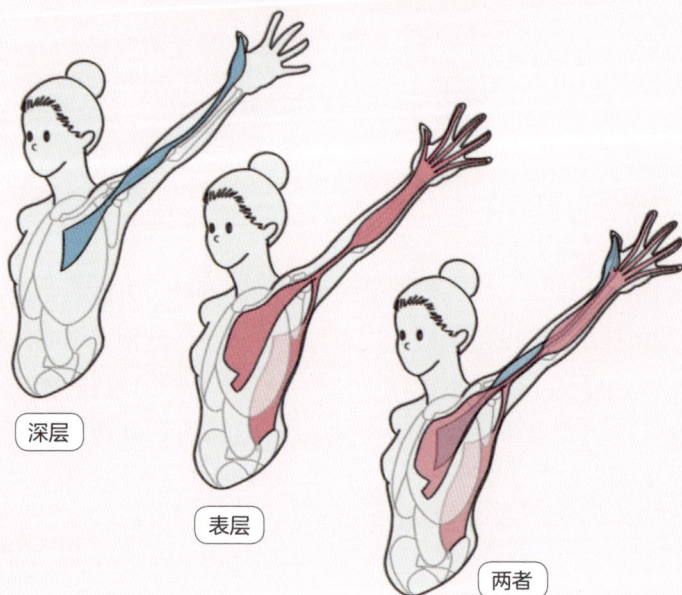

深层

表层

两者

图 解

臂前线分为表层和深层。臂前表线的大肌肉呈扇形从前向后包覆肋骨，伸向肩部。臂前深线的大肌肉则从胸廓延伸到部分肩胛骨。上臂的臂前表线贴近骨骼（筋膜），臂前深线则穿过肌肉，两线行至前臂时则会反过来。表层线多与粗大动作相关，深层线多与精细动作相关。手臂线均参与手的抓握功能。

臂后线（整体）

表层与深层的平衡十分重要

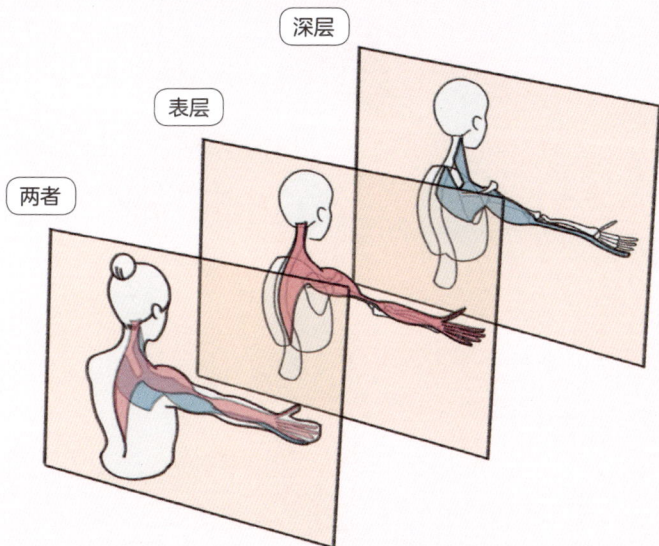

深层

表层

两者

图解

臂后线也分为表层和深层。臂后表线从后背延伸至三角肌，臂后深线始于脊柱，覆盖肩胛骨，连接手臂。与臂前表线相同，臂后表线与粗大动作相关，深层与精细动作相关，而执行肩关节后伸动作时，两者协同收缩。在第 132 页将详细图解"手臂线"沿途肌肉与骨骼（筋膜）的比例，从近端到远端持续发生动态调整。

臂前表线

胸大肌与背阔肌均为肩内旋肌

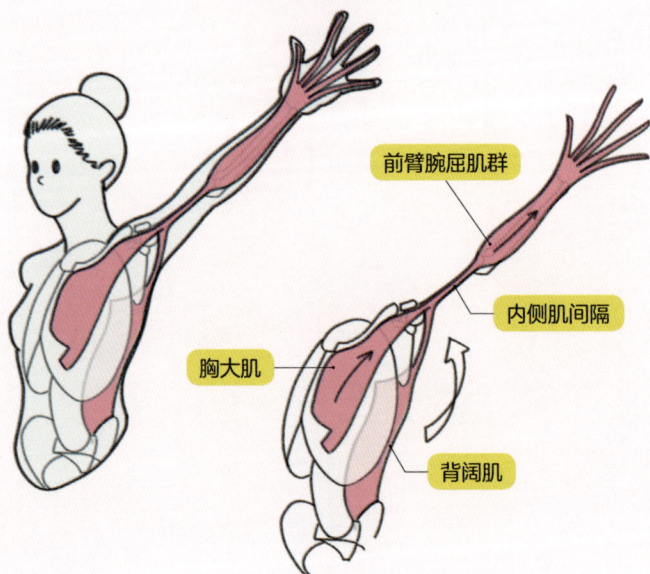

前臂腕屈肌群

内侧肌间隔

胸大肌

背阔肌

图解

臂前表线从前胸与后背包夹着肋骨并在腋下汇合。然后穿过上臂内侧肌间隔，连接到前臂腕屈肌群。躯干的胸大肌和背阔肌连于功能线，在网球发球或自由泳时，躯干的力量借助这条轨道传递到手部。

补充

内侧肌间隔，即肌肉之间的由筋膜等结缔组织形成的分隔结构；前臂腕屈肌群，即屈曲腕关节的肌群。

臂前深线

胸小肌借助肌筋膜进一步连接锁骨下肌

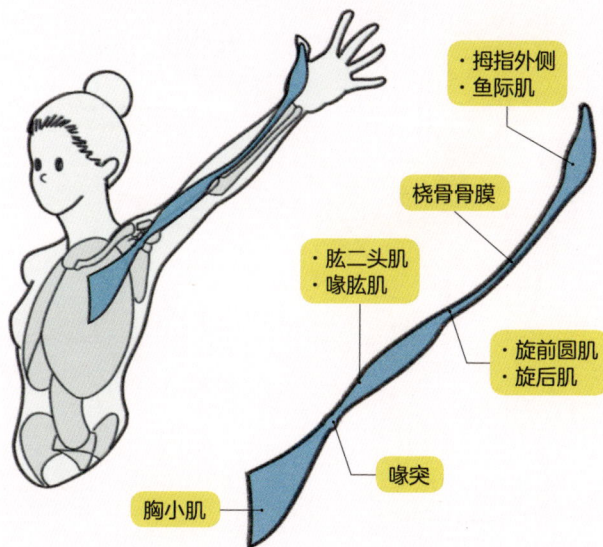

- 拇指外侧
- 鱼际肌

桡骨骨膜

- 肱二头肌
- 喙肱肌

- 旋前圆肌
- 旋后肌

喙突

胸小肌

图解

臂前深线始于胸大肌深层，经过肩胛骨的一部分（喙突）延伸到肱二头肌。再从肘部开始，通过桡骨骨膜与拇指外侧肌肉相连。胸小肌通过筋膜与锁骨相连，在肋骨和锁骨周围辅助肩关节运动。由于臂前深线与拇指的控制有关，因此经常使用拇指的治疗师容易出现该肌筋膜连接短缩的现象。

补充 喙突，即肩胛骨上缘向前外突的骨性标志。

臂后表线

张开双臂，做双手伸向天空的动作

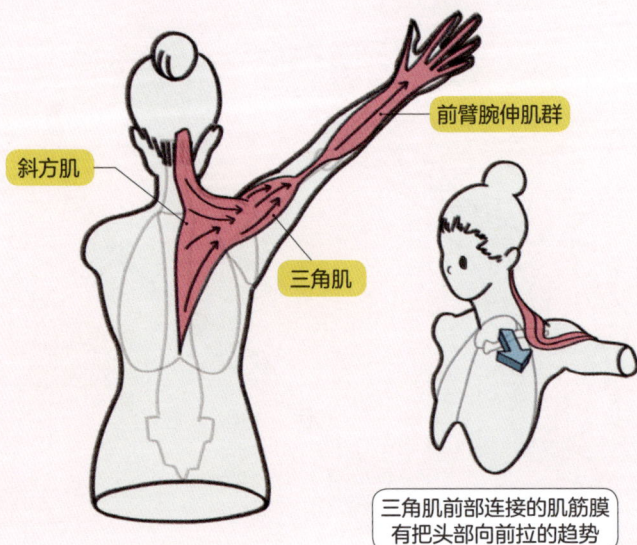

前臂腕伸肌群

斜方肌

三角肌

三角肌前部连接的肌筋膜
有把头部向前拉的趋势

图 解

臂后表线始于枕部与脊柱的大部分，沿着肩部穿过三角肌，经过上臂外侧肌间隔，延伸到前臂腕伸肌群。在网球反手击球和拿东西时会使用到臂后表线。手臂僵硬时，会通过这条肌筋膜连接将紧张扩散到肩部和颈部肌肉，特别是经常会出现酸痛的斜方肌。

补 充 前臂腕伸肌群，即伸展腕关节的肌群。

臂后深线

连接肩胛骨与头部小肌肉

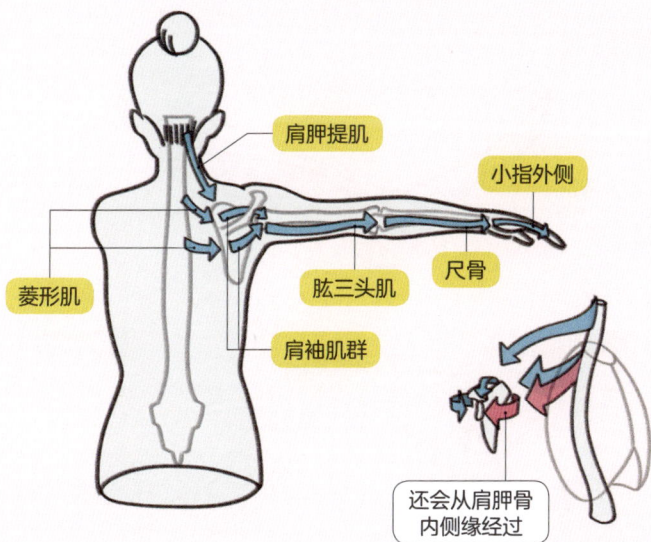

肩胛提肌

小指外侧

菱形肌

肱三头肌

尺骨

肩袖肌群

还会从肩胛骨内侧缘经过

图 解

臂后深线从脊柱开始向肩胛骨延伸，整体覆盖肩胛骨和肩关节。沿上臂下行至肱三头肌，经过肱骨，到达小指外侧。肩关节水平外展时，臂后深线作为整体轨道稳定肩关节。在四点支撑位时，与臂前深线一起维持上肢的稳定，以避免左右晃动。

补 充

头部小肌肉，即头外侧直肌。

手臂线的记忆法

虽然人类上肢与鸟翅的解剖学不同，
但可借用鸟翅结构来帮助记忆

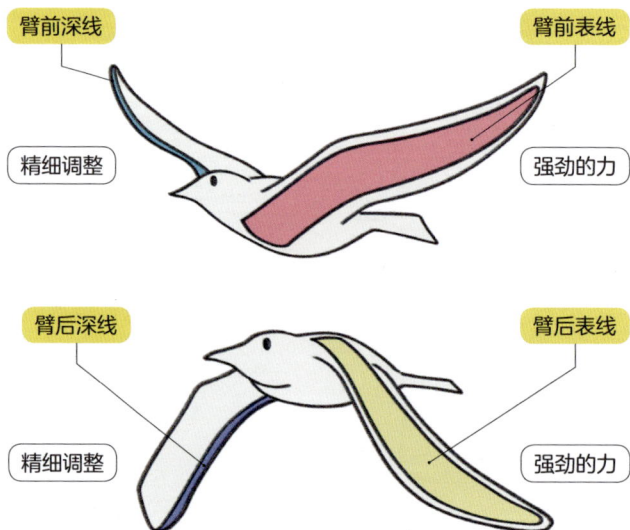

臂前深线

臂前表线

精细调整

强劲的力

臂后深线

臂后表线

精细调整

强劲的力

　　4 条手臂线覆盖了从躯干到指尖的所有面。想要记住这些肌筋膜连接的位置和功能，可以把上肢想象成鸟的翅膀。两侧表层手臂线在挥舞翅膀时产生强劲的力。两条深层手臂线在应对空气阻力时进行精细调整与控制。深层手臂线连接拇指与小指，浅层连于全部手指（也包含拇指、小指）。一旦你理解了，就很容易记住。

第 8 章

骨盆·髋关节
区域筋膜

骨盆区域

骨盆平衡有赖于髋周肌肉

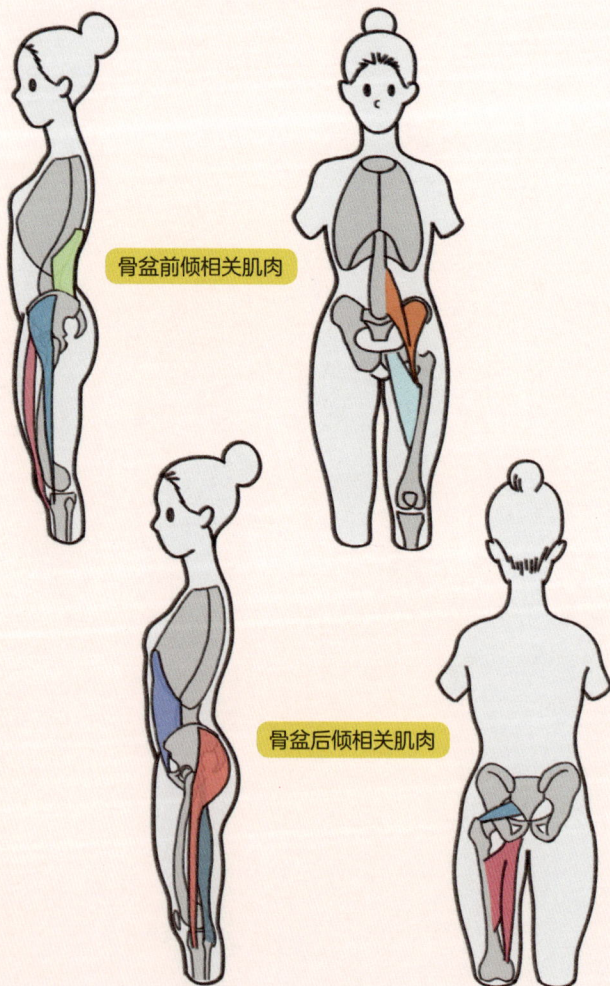

骨盆前倾相关肌肉

骨盆后倾相关肌肉

图解

骨盆作为连接上半身和下半身的桥梁，上有脊柱，下有髋关节。骨盆参与诸多动作，对姿势也很重要。躯干或髋关节的肌肉紧张易导致骨盆失衡。同时，骨盆还从下方支撑腹腔内的脏器，因此内脏筋膜紧张反过来也会影响骨盆。

日常提示

想改善骨盆的前倾或后倾，需有整体观，从全身出发。一般来说，需要放松哪块肌肉，取决于该肌肉相对于髋关节是经过骨盆的前侧还是后侧，前侧的肌肉易使骨盆前倾，后侧的肌肉易使骨盆后倾。

详细图解

瘫坐是常见的不良坐姿，而身体负荷最小的坐姿是将体重放在骨盆坐骨上。当坐骨坐于椅面时，能让腹腔保持较大的空间和良好的腹内压，感受自然的直立的姿势。因为长时间伏案工作而感到颈部和背部不适的人，请一定试着调整坐姿。

骨盆前倾 ①

骨盆前倾会增加腰部负荷

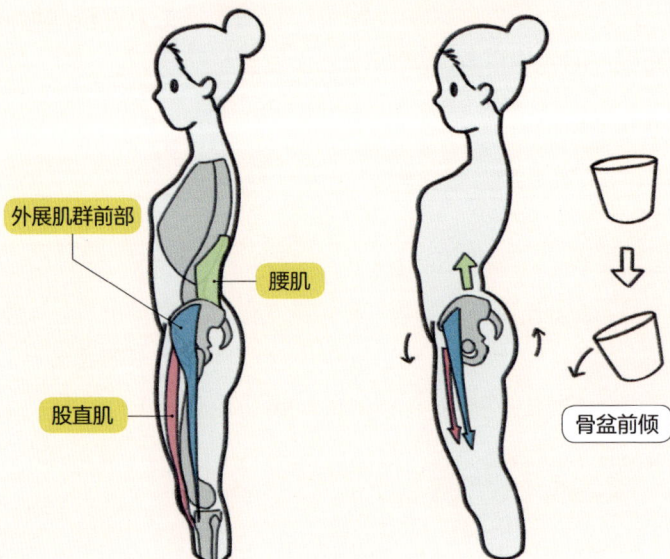

外展肌群前部

腰肌

股直肌

骨盆前倾

图解

从侧面观察身体时，会发现髋关节前方的肌肉容易使骨盆前倾，这些肌肉主要是位于大腿前侧和骨盆外侧的肌肉（位于身体前面的肌肉）。腰肌紧张也会引起骨盆前倾。骨盆前倾会导致脊椎更加弯曲，引起前侧肋间隙增大。想要改善骨盆的前倾状态，建议做放松髋前侧肌肉并能增加腹压的动作。

补充 外展肌群（髋关节），即将腿部向外侧抬起的肌肉。

骨盆前倾②

扫码观看练习指导

腹股沟附近有许多可引起骨盆前倾的肌肉

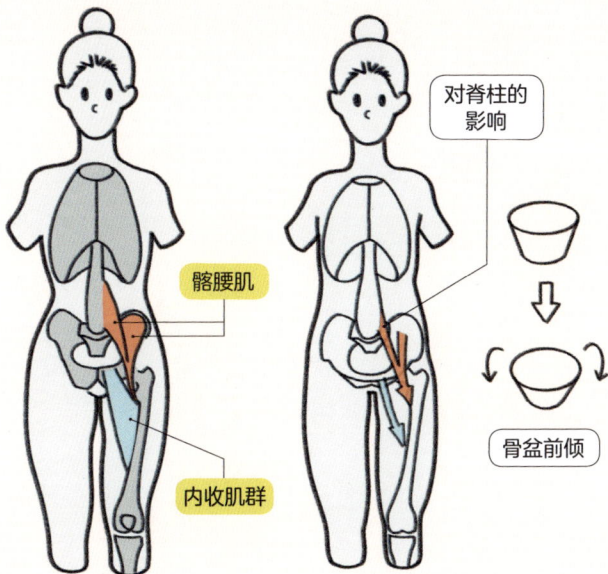

- 髂腰肌
- 内收肌群
- 对脊柱的影响
- 骨盆前倾

图 解

从前面观察身体，髂腰肌（髋屈肌）起自骨盆内侧与脊柱，止于股骨小转子。该肌肉短缩会将骨盆与脊柱向前拉，易导致骨盆前倾或腰曲增大。内收肌群附着于耻骨，收缩时同样会产生骨盆前倾的作用。第82页描述的是引起骨盆前倾的表层肌肉，而髂腰肌属于深层肌肉。记住这两页便能较好地区分浅层与深层肌肉。而且，记住这两层肌肉的位置，将有助于选择适合的动作进行拉伸运动。

骨盆后倾①

骨盆后倾易引起塌腰驼背

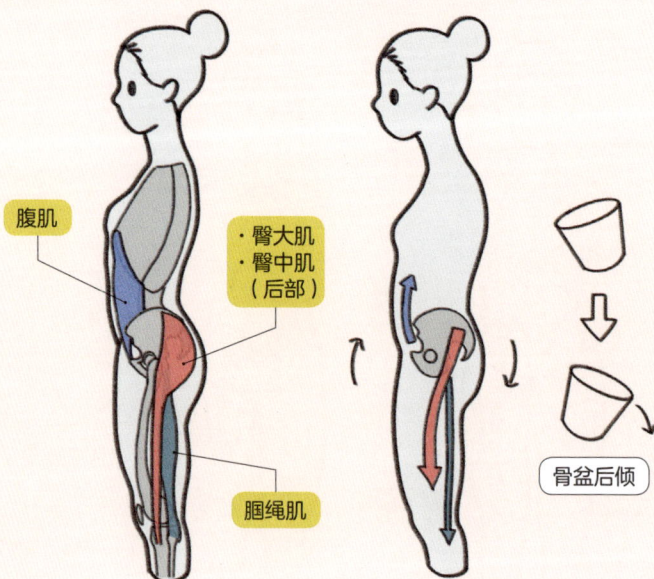

扫码观看练习指导

腹肌

·臀大肌
·臀中肌
（后部）

腘绳肌

骨盆后倾

图 解

从侧面观察身体，髋关节后方的肌肉容易使骨盆后倾。腘绳肌将后表线连接着的坐骨与骶骨向下拉，与骨盆后倾和腰曲减小相关。这会导致身体前侧的腹肌将耻骨上提。若长时间维持骨盆后倾的姿势，上方插图中展示的肌肉很容易形成短缩。

补 充
坐骨，即骨盆最下方与椅面接触的骨骼。

骨盆后倾②

骨盆后倾时，臀部下垂

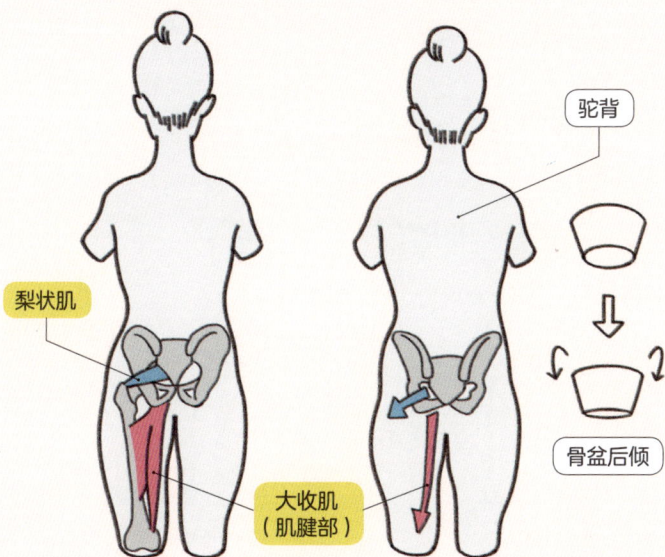

梨状肌

驼背

大收肌
（肌腱部）

骨盆后倾

图 解

臀部深层有梨状肌等髋关节深层肌肉，若这些肌肉短缩，髋关节的活动度便会变差，导致骨盆向前倾斜运动困难。此外，部分髋内收肌群与盆底相连，同样与骨盆后倾相关。骨盆的倾斜状况与周围所有组织息息相关，因此进行整体拉伸运动才会有更好的效果。

骨盆前倾与前移

这两种姿势均会在日常站立时增加腰部负荷

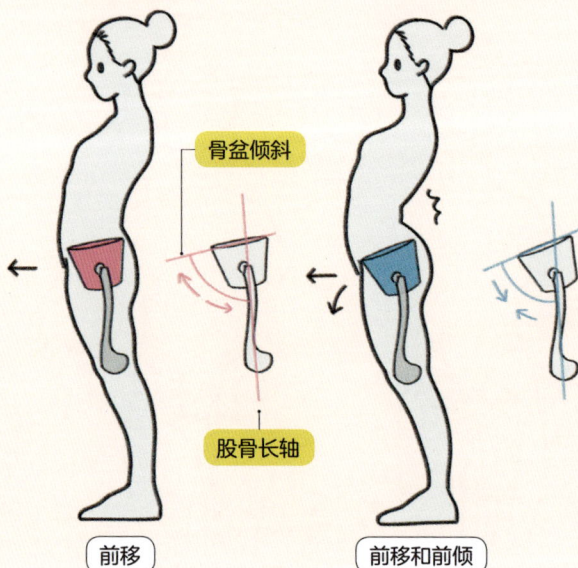

骨盆倾斜

股骨长轴

前移

前移和前倾

图解

骨盆的运动有前倾和前移。前倾指骨盆向前倾斜，前移指骨盆相对于其他身体部位向前位移。某些舞蹈动作会通过拉长髋关节前方肌肉来实现骨盆前移。骨盆前倾则会导致髋关节前方肌肉短缩，在做骨盆向前伸展的动作时，该肌肉无法拉长，而只能利用增加腰曲来代偿，这容易诱发腰痛。

内收肌肌筋膜连接

下肢力线经过此处

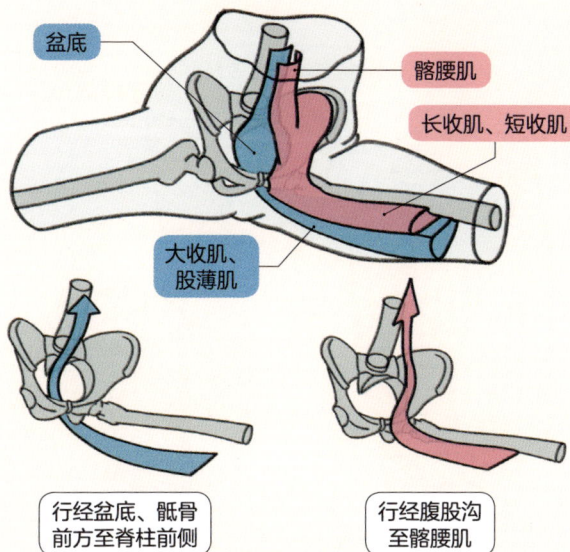

盆底

髂腰肌

长收肌、短收肌

大收肌、股薄肌

行经盆底、骶骨前方至脊柱前侧

行经腹股沟至髂腰肌

图解

从髋关节到骨盆，有经过腹股沟和盆底的两条肌筋膜轨道。行经腹股沟的轨道导致骨盆前倾，行经盆底的轨道与腘绳肌关系密切，因此导致骨盆后倾。这两条轨道与下肢力线轴相重合，其功能不仅能从内侧稳定骨盆，也能在站立时避免腿外侧变紧。

大腿筋膜分区

放松分隔并包裹肌肉的筋膜时，每块肌肉都会更易活动

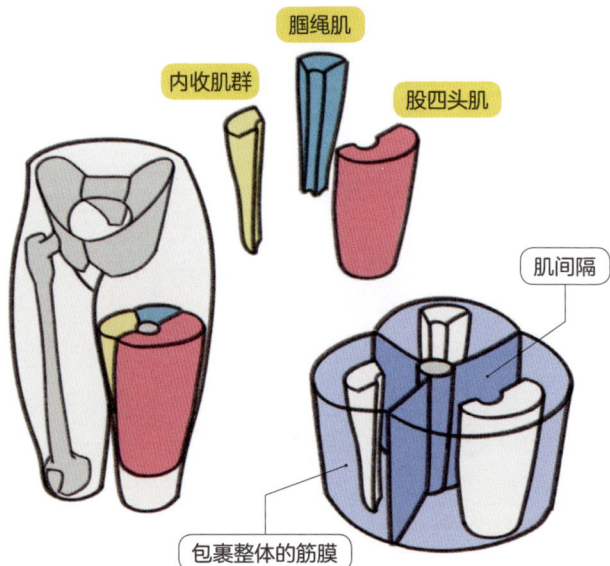

腘绳肌

内收肌群

股四头肌

肌间隔

包裹整体的筋膜

　　覆盖整条大腿的筋膜部分向中间的股骨延伸，将肌肉划分成三组区域。各区域的划分为：①负责屈髋、伸膝的股四头肌；②负责伸髋、屈膝的腘绳肌；③负责髋内收的内收肌群。这些肌肉相互连接，因此做拉伸运动时，比起拉伸单块肌肉，整体拉伸效果更好。

第 **9** 章

腹部筋膜

关于腹肌

肌肉向不同方向运动

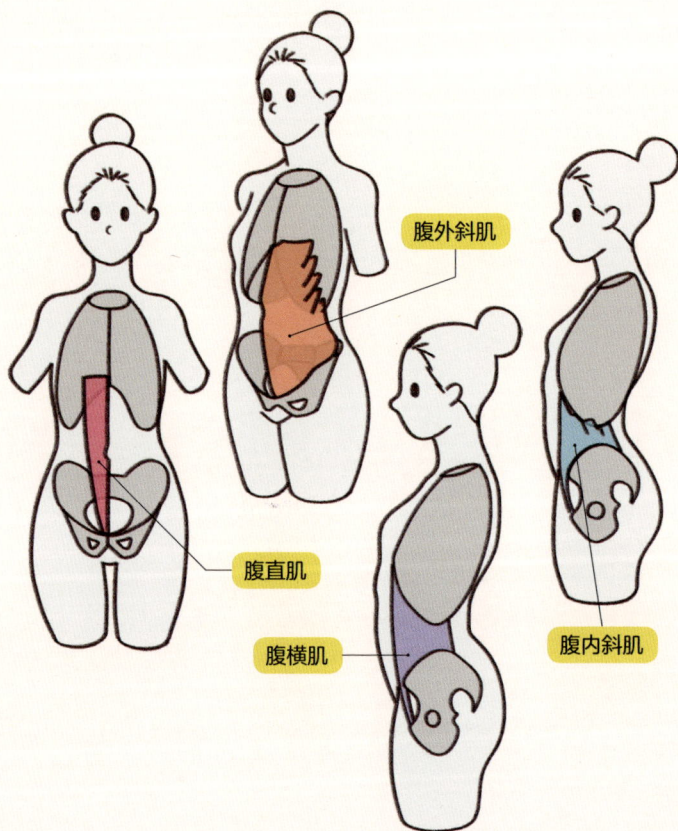

腹外斜肌

腹直肌

腹横肌

腹内斜肌

图解

腹肌由 4 块肌肉构成，像千层酥一样分层重叠。从表层到深层依次为腹外斜肌、腹内斜肌、腹横肌这 3 层，这些肌肉层从左右包裹腹直肌。一般来说，肌肉越靠近表层，则更多负责身体的粗大运动，而越靠近深层，则更多负责身体稳定。

日常提示

肌肉紧张引起的腰痛，通常是受到日常姿势的影响。错误的姿势如塌腰驼背会导致稳定躯干的腹肌无法正常发挥作用，迫使身体代偿性激活腰背肌保持直立。因此对腹压应有正确理解，从而纠正只靠腰背肌维持姿势的习惯，要知道从身体内部支撑姿势非常重要。

详细图解

腹压训练能有效地发挥腹压的作用，但从根本上来说，如果肋骨和骨盆对位恰当，自然能维持稳定的腹压。简单来说，想拥有良好的体态，感知身体各部位处于什么位置比训练肌肉更重要。

腹直肌

其他腹肌的外膜包裹着腹直肌

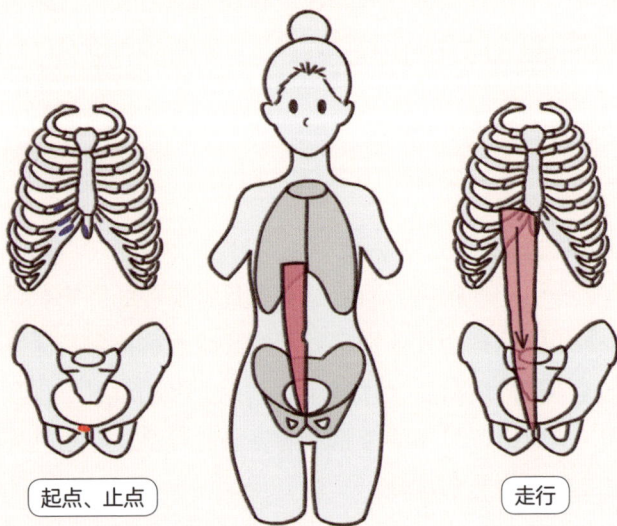

起点、止点

走行

图 解

腹直肌为腹部前面连接肋骨到耻骨的纵向肌肉。我们通常所说的 6 块腹肌便是腹直肌。腹直肌通过前后两层腱膜的包裹与腹斜肌、腹横肌相连。作为前表线的一部分，腹直肌与颈部肌肉（胸锁乳突肌）相连。同时，腹直肌也构成前功能线的一部分，起着连接胸大肌和内收肌的桥梁作用。

补 充　起点、止点，即肌肉的附着点。

腹直肌的动作

拉近胸廓下口与耻骨

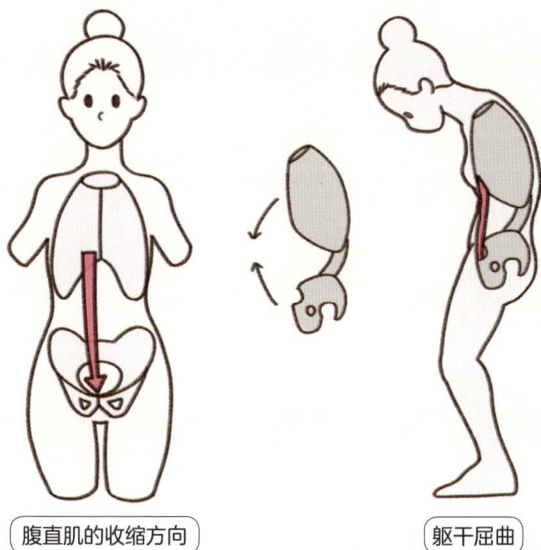

腹直肌的收缩方向

躯干屈曲

图 解

腹直肌收缩时，胸廓下口与耻骨相互靠近，形成弯腰的姿势。作为前表线的一部分，在仰卧起坐的动作中，腹直肌起到防止躯干过度后伸的作用。肌纤维分为以产生爆发力为主的快肌纤维和以产生良好耐力为主的慢肌纤维，包含腹直肌在内的前表线肌肉以快肌纤维为主。位于腹部前面的腹直肌能在危险时迅速采取防御姿势以保护内脏。

补 充 躯干屈曲，即弯腰。

腹外斜肌

最浅层的腹部肌肉

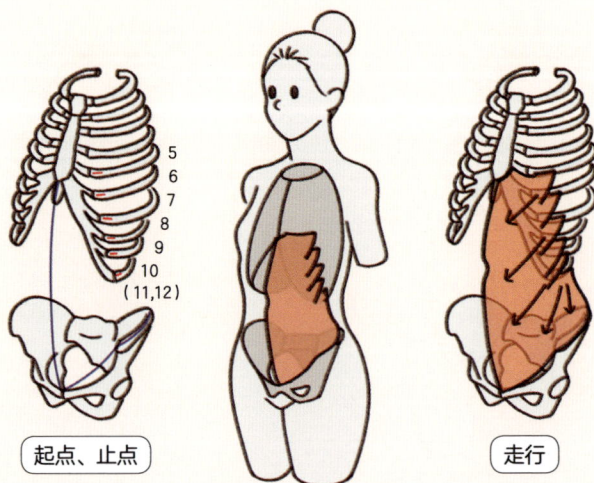

| 5 |
| 6 |
| 7 |
| 8 |
| 9 |
| 10 |
| (11,12) |

起点、止点

走行

图解

腹外斜肌从身体侧后方延伸到前下方，作为胸廓与骨盆的侧面连接，收缩时躯干产生侧屈运动。作为螺旋线的一部分，腹外斜肌和附着于肩胛骨内侧缘的前锯肌连接，具有维持躯干稳定和旋转躯干的作用。腹外斜肌也是体侧线的一部分，一侧收缩时引起躯干侧屈，两侧协同抑制躯干左右晃动。

腹外斜肌的动作

同时也是螺旋线与体侧线的动作

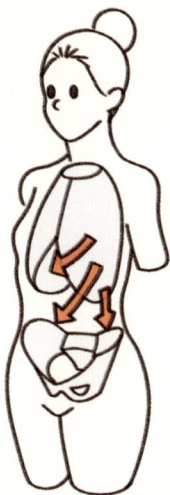

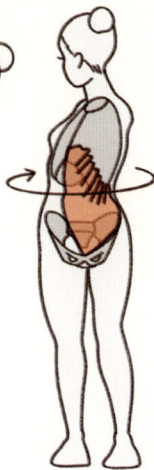

腹外斜肌的收缩方向 | 躯干侧屈 | 躯干向对侧旋转

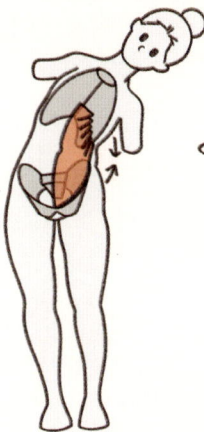

图解

腹外斜肌的覆盖范围很广，会从胸廓前侧一路通往后侧，其肌纤维的走行根据不同部位而略有不同，功能当然也会有所差异。体侧的腹外斜肌收缩使胸廓与骨盆从侧面靠近，也就是躯干侧屈。而斜向下行的腹外斜肌收缩会使躯干向对侧旋转。由于螺旋线上半段与肩胛骨内侧缘相连，所以肩胛骨的运动也与腹外斜肌相关。

腹内斜肌

与腹外斜肌交错

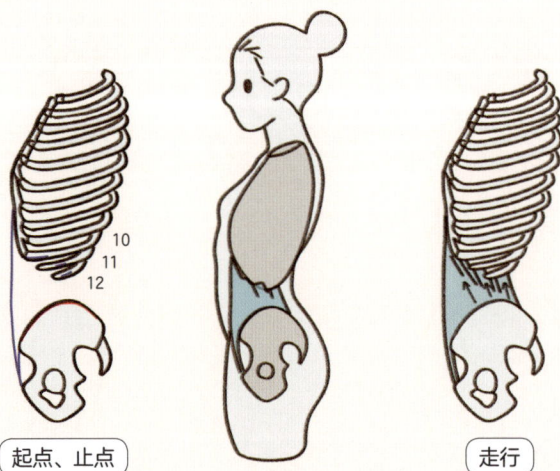

10
11
12

起点、止点

走行

图解

腹内斜肌连接骨盆与胸廓下部。腹内斜肌与表层的腹外斜肌交错走行，并一起作为体侧线的一部分，起到提高躯干稳定性的作用。同时，腹内斜肌也作为螺旋线的一部分对骨盆产生作用，与对侧腹外斜肌一起，通过交叉收缩形成力学耦合，驱动躯干向同侧旋转。这两块肌肉经常协同工作。

腹内斜肌的动作

旋转方向与腹外斜肌相反

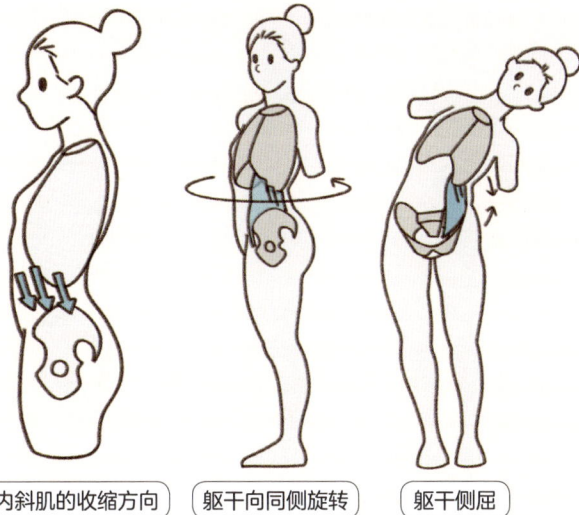

腹内斜肌的收缩方向　躯干向同侧旋转　躯干侧屈

图 解

一侧腹内斜肌收缩时，会拉动胸廓向同侧旋转。躯干同侧旋转可以与髋内旋的动作形成联动，以高尔夫的右侧挥杆为例，腰部过早旋转，有时是左侧腹内斜肌激活困难所致。激活腹内斜肌可增强髋关节向内旋，如此便能显著提升挥杆时躯干的旋转幅度。

腹横肌

附着于骨盆与肋骨内侧面

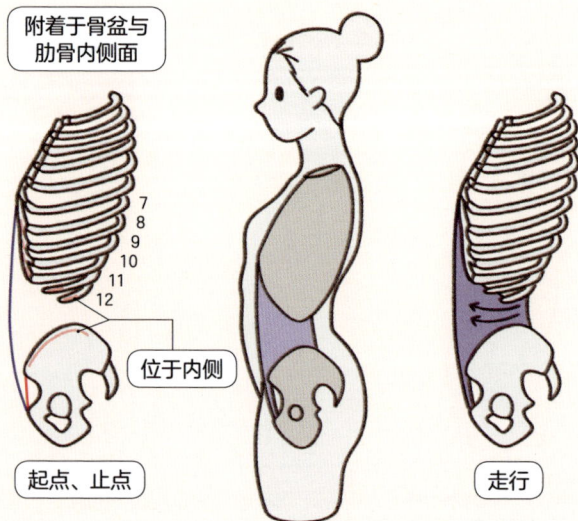

附着于骨盆与
肋骨内侧面

7
8
9
10
11
12

位于内侧

起点、止点

走行

图解

腹横肌在 4 块腹肌中位于最深层。这块肌肉从肋骨、骨盆内侧面包裹着腹部，像护腰一样起到稳定躯干的作用。为了维持姿势，腹压非常重要。事实上腹压就是在横膈与腹横肌的共同作用下产生的。腰曲过大或肋骨外翻的人群，可能是因腹横肌的功能变弱引起。

腹横肌的动作

对于稳定腰腹十分重要

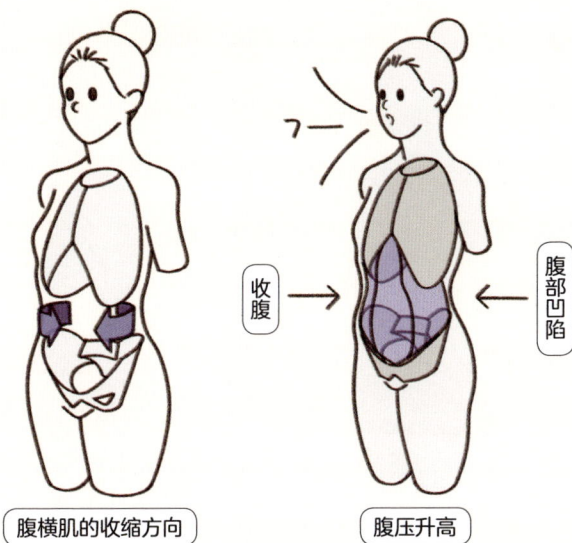

收腹 ← → 腹部凹陷

腹横肌的收缩方向

腹压升高

图解

腹横肌收缩具有从内侧拉紧骨盆与肋骨的作用，与其他腹肌配合，具有提升腹压，稳定躯干的功能。在躯干稳定的前提下，髋关节和肩关节才能更好地运动。即使从全身角度来看，腹横肌都有着重要作用。若胸廓与骨盆的位置对位对线不佳（驼背或塌腰等），腹横肌便很难发挥作用，因此在调整关节的相关位置后，进行腹压训练会事半功倍。

腰腹筋膜

影响髋关节与腰部

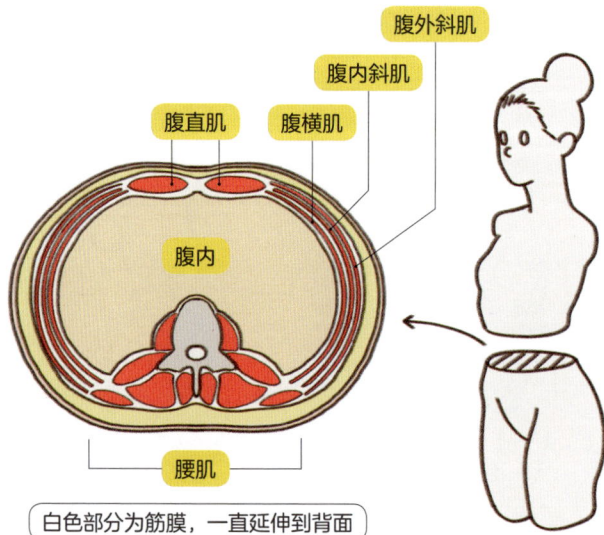

腹外斜肌

腹内斜肌

腹直肌　腹横肌

腹内

腰肌

白色部分为筋膜，一直延伸到背面

　　腹部肌肉覆盖着躯干，并与脊柱和腰部肌肉连接。若日常一直处于塌腰驼背姿势，那么腹肌便难以激活，周围的肌筋膜也会失去灵活性。特别是脊椎旁的肌肉，具备活动髋关节与维持腰曲的双重作用。因此，日常请维持能适度激活腹肌的良好姿势。

补 充　活动髋关节附近、脊椎旁的肌肉，指活动腰大肌。

第 10 章

臀部筋膜

臀肌

臀肌包含 3 块

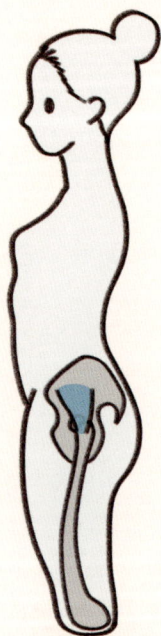

臀小肌

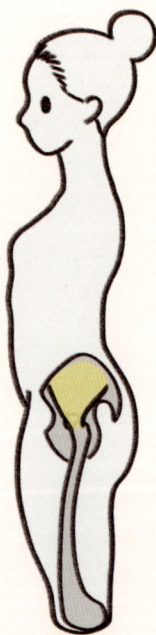

臀中肌

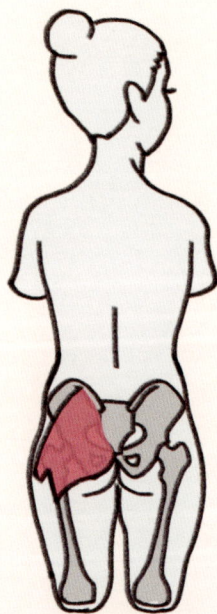

臀大肌

图 解

臀肌包含 3 块肌肉，从浅到深依次为臀大肌、臀中肌与臀小肌。臀大肌的主要功能是将腿向后抬（髋后伸），臀中肌和臀小肌收缩时将髋外展。臀肌是人类进行站立、行走、跑步、跳跃等基本活动时不可或缺的重要肌肉。

日 常 提 示

臀部形状在一定程度上取决于肌肉、脂肪和骨骼的位置，其中骨骼的形状无法改变。虽然经常有人声称骨盆外侧的凸起（大转子）可以通过运动收进去，但骨骼的形状与生俱来便存在个体差异，采取不恰当的运动可能会导致损伤，所以请务必咨询专业人士后再运动。

详 细 图 解

臀大肌作为功能线的一部分，在后背与对侧的背阔肌相连，还在大腿侧面与股四头肌中的股外侧肌相连。臀中肌向上与腹斜肌相连，向下与髂胫束相连，构成体侧线的一部分。

臀大肌

与大腿筋膜、背阔肌连接

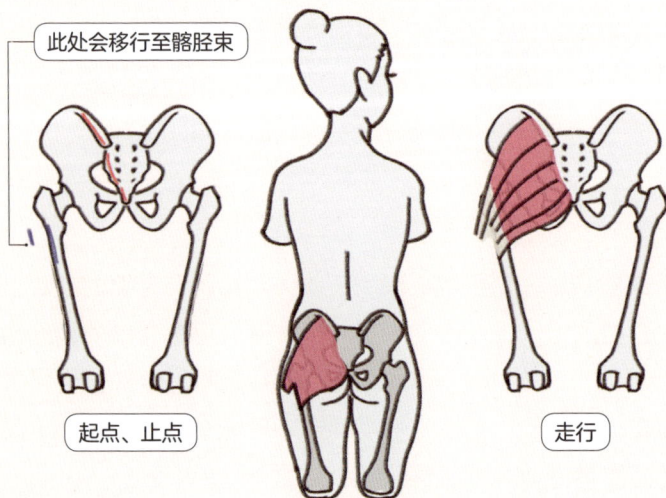

此处会移行至髂胫束

起点、止点

走行

图 解

臀大肌位于臀部肌肉的最表层。起自骨盆后侧与骶骨，止于股骨。一般所说的髂胫束，便是臀大肌在髋外侧与体侧线连接的部分。因此，臀大肌实际也与膝关节相连。此外，臀大肌的一部分移行为深筋膜，作为分隔腘绳肌与股四头肌的隔膜。臀大肌位于骶骨以上的部分，与对侧的背阔肌相连，作为功能线的一部分发挥作用。

臀大肌的动作

臀大肌上部与下部收缩产生不同动作

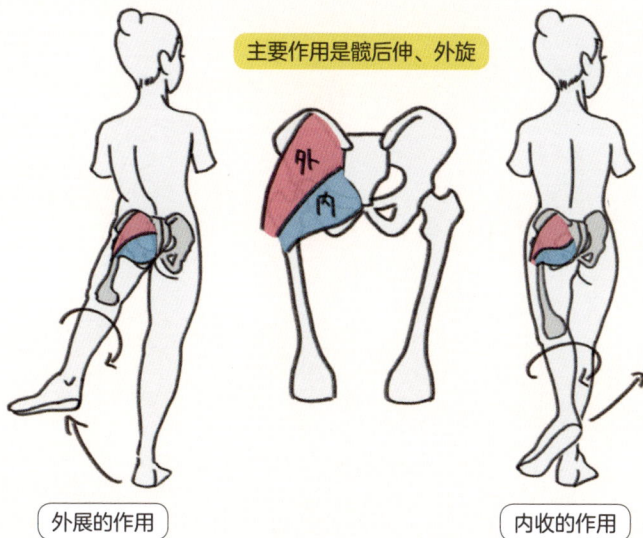

主要作用是髋后伸、外旋

外

内

外展的作用

内收的作用

图 解

臀大肌整体收缩使髋后伸（腿向后抬）。更细致地看，臀大肌的上部与下部作用会有所不同。上部参与髋外展，下部参与髋内收的动作。理解这一细节，可以在强化或拉伸时，更好地作用于目标部位。

臀中肌

体侧线的组成部分

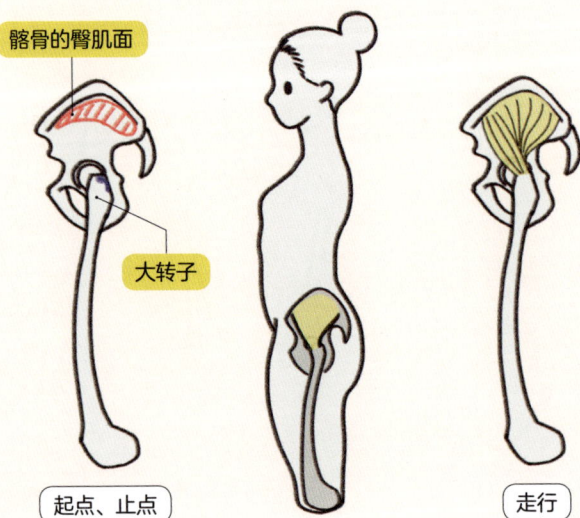

髂骨的臀肌面

大转子

起点、止点

走行

图 解

臀中肌位于臀肌的中间层。起自骨盆侧面，止于股骨大转子。作为体侧线的一部分，参与髋关节外展运动，并从外侧支撑腿部以保持骨盆水平。由于臀中肌向大腿外侧延伸，当它短缩时，会影响大腿外侧筋膜的张力。

臀中肌的动作

收缩引起髋内外旋

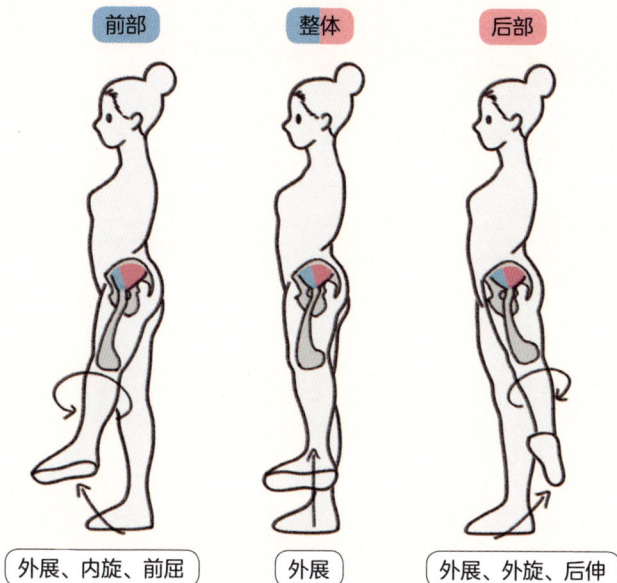

前部	整体	后部

| 外展、内旋、前屈 | 外展 | 外展、外旋、后伸 |

图解

臀中肌整体收缩的功能是使髋外展。以髋关节的轴为基线，臀中肌前部参与髋关节屈曲和内旋，后部参与髋后伸与外旋。由于臀中肌在单腿站立时有保持骨盆水平的作用，所以比起普通的深蹲，单腿下蹲更容易激活臀中肌。而腹斜肌在身体侧面顺利发挥作用时，臀中肌也更容易发力。

臀小肌

作为臀中肌的兄弟肌

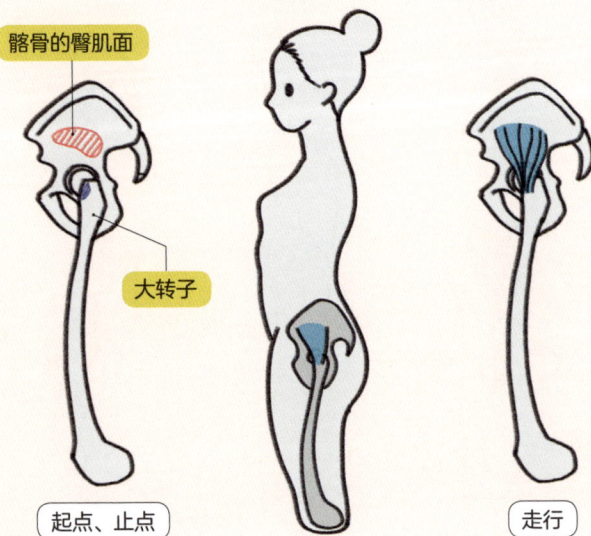

髂骨的臀肌面

大转子

起点、止点

走行

图解

臀小肌位于臀肌的最深层。起自髂骨翼外面，止于股骨大转子。臀小肌肌纤维的走行与功能均与臀中肌类似。由于臀小肌位于深层，治疗师在做手法操作时会感觉臀小肌很难触摸到，但在患者侧卧、髋外展的摆位下，臀小肌会变得柔软，这时深压便能触到臀小肌。

补充 因为臀小肌位于深层，所以对髋关节的稳定作用更大。

臀小肌的动作

可在单腿站立时保持骨盆稳定，以免骨盆一侧下沉

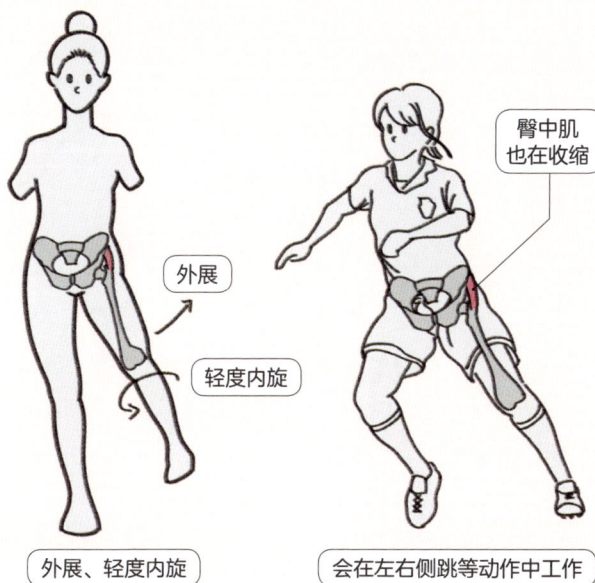

外展

轻度内旋

外展、轻度内旋

臀中肌也在收缩

会在左右侧跳等动作中工作

图解

臀小肌的功能与臀中肌相似，会在侧抬腿或单腿站立时，保持骨盆水平，以免骨盆一侧下沉。不同的是，臀中肌同时具有让髋关节内旋和外旋的作用，而臀小肌则是以髋关节的内旋为主，辅助髋关节外旋。两块肌肉在侧跳、急停转向动作中均会收缩。

臀部深层肌肉

臀部深层肌肉附着于盆底

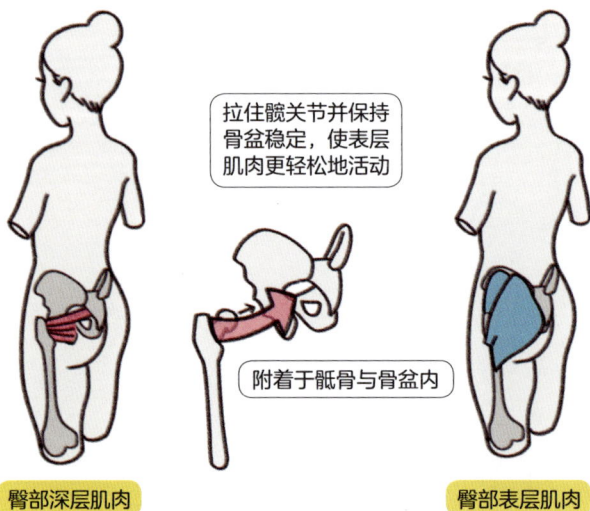

拉住髋关节并保持骨盆稳定，使表层肌肉更轻松地活动

附着于骶骨与骨盆内

臀部深层肌肉

臀部表层肌肉

　　臀部深层肌肉有 6 块，均有将大腿向骨盆牵拉并稳定髋关节的作用。在髋关节稳定的前提下，表层臀肌更容易激活且训练效率也会大幅度提高。这个肌群延伸到骶骨与骨盆内，若长时间处于紧张状态，则会影响脊柱的平衡和腹压状态，也算是影响日常生活的重要肌肉之一。

补充　臀部深层的 6 块肌肉，指髋部深层的外旋肌群。

第 **11** 章

足部筋膜

足部筋膜

附着点均不同

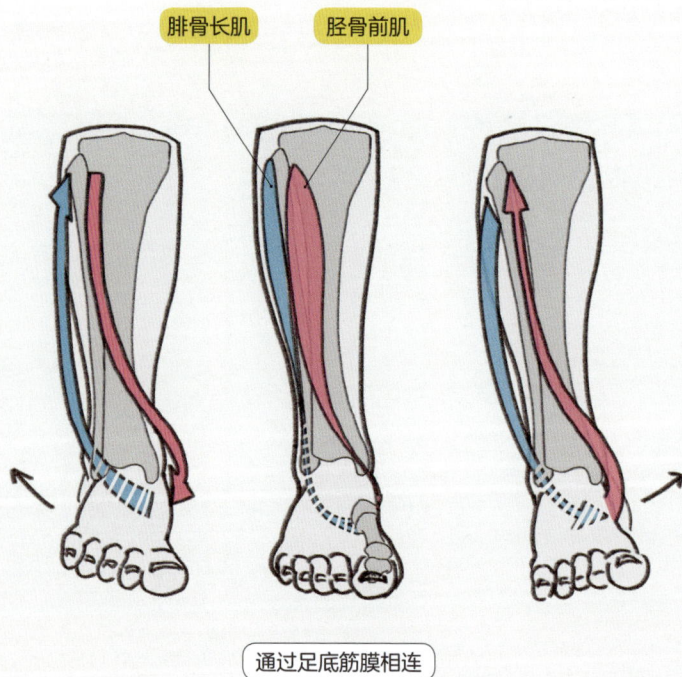

腓骨长肌

胫骨前肌

通过足底筋膜相连

维持人体足弓不仅需要骨骼的正确排列、韧带和筋膜的连接，还需要肌肉的支撑。如左图所示，螺旋线的两块肌肉在足底通过肌筋膜连接，分别从两侧将足底拉起，形成内侧与外侧纵弓，并控制着足的内外翻。

足跟垂直于地面对于维持足弓十分重要。如果足跟向内或向外偏斜，足弓也会发生相应的改变。通过评估跟腱与足跟的解剖对位关系以确认足跟位置是否正确。受试者取自然站立位，双足平行，与肩同宽。检查者从受试者后方观察跟腱与足跟的排列关系。如果跟腱和足跟对齐，处于垂直方向，则表明足跟处于正确位置。

经常活动足趾能有效保持足部平衡。通过足趾的运动可激活足底小肌肉，使足底与地面的接触更加稳定。足底稳定的话，便能有效预防因过度使用足踝关节所造成的损伤（相关内容后文介绍）。从结果来看，也利于改善足部的平衡。

踝背伸、内翻

因踇长伸肌经过踝关节轴上方，
所以几乎只在向背侧伸展时起作用

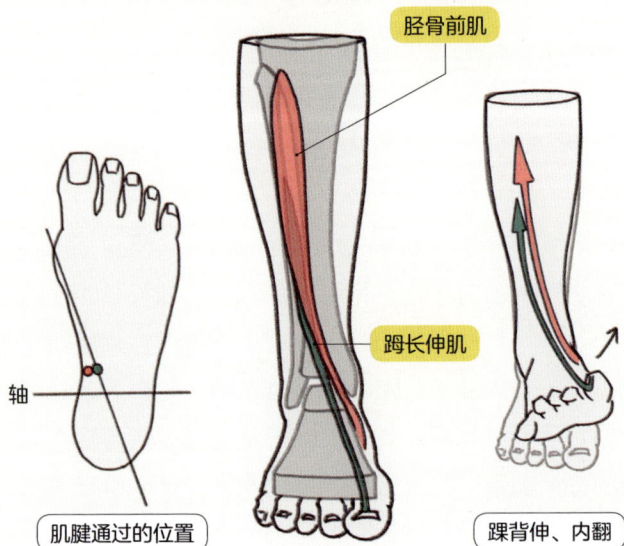

胫骨前肌

踇长伸肌

肌腱通过的位置

踝背伸、内翻

轴

图 解

作用于踝背伸与内翻的肌肉从小腿前侧延伸。习惯将体重压在足外侧的人，就会形成上方插图所示的状态。长时间这样行走会导致胫骨前肌过度使用，导致小腿肌肉紧张。严重的话，会形成第47页中介绍的骨盆后倾与O型腿。因此步行时也请务必留意足内侧。

补 充 踝背伸，也称踝背屈，即足尖向上的踝关节运动。

踝背伸、外翻

有些人天生没有第三腓骨肌

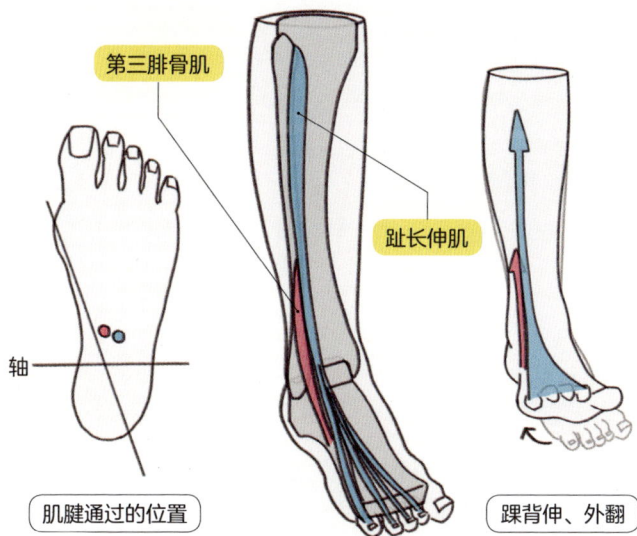

第三腓骨肌

趾长伸肌

轴

肌腱通过的位置

踝背伸、外翻

图 解

踝背伸、外翻的肌肉主要起自小腿外侧，并向足背延伸。过度使用脚趾，习惯经常绷脚背（踝跖屈）的人，小腿肌肉容易出现紧张。可以通过转动踝关节和拉伸小腿肌肉来改善。第三腓骨肌、趾长伸肌与第 114 页提到的肌肉一起构成前表线的一部分。

踝跖屈、内翻

相关肌肉位于腓肠肌与比目鱼肌的深层

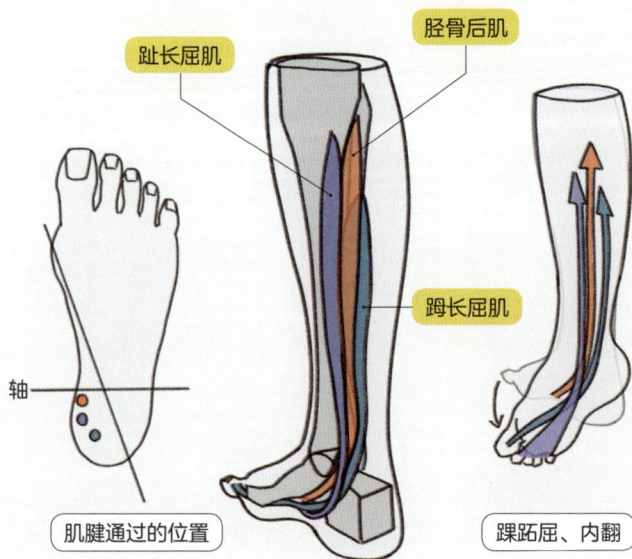

趾长屈肌

胫骨后肌

跗长屈肌

轴

肌腱通过的位置

踝跖屈、内翻

图 解

踝跖屈与内翻的肌肉构成前深线的一部分。这些肌肉经过内踝下方，延伸到足底和足趾。止于跗趾的跗长屈肌经过踝关节的内侧后方，当其紧张时，踝背伸困难。位于中间的胫骨后肌从胫骨后方内侧延伸到足底并与腓骨长肌腱交叉，与内侧胫前肌腱一起为足弓提供动态支撑。

补 充　踝跖屈，即足尖向下的踝关节运动。

踝跖屈、外翻

相关肌肉（两条）均从外踝后侧经过

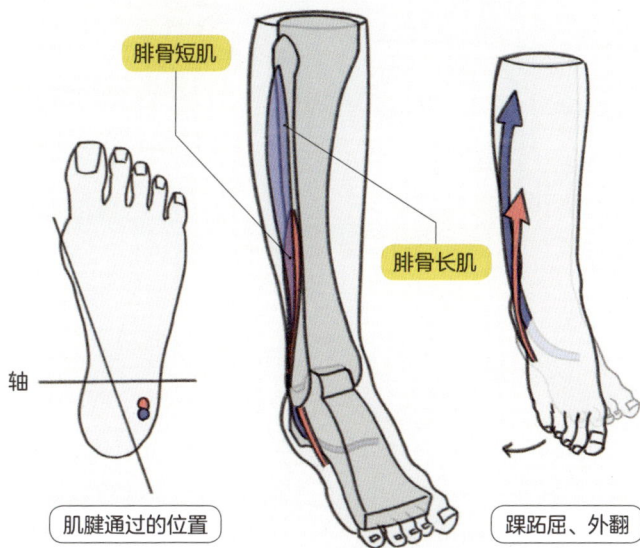

腓骨短肌

腓骨长肌

轴

肌腱通过的位置

踝跖屈、外翻

图 解

腓骨长肌与腓骨短肌的功能是踝跖屈与踝外翻，均起自小腿外侧，分别止于第一跖骨底和第五跖骨外侧。两块肌肉构成体侧线的一部分，具有防止踝关节过度内翻的作用。此外，这组肌肉还具有在踮脚尖时，防止足外侧负重过多的功能。

内侧足弓

腓骨长肌也参与支撑外侧足弓

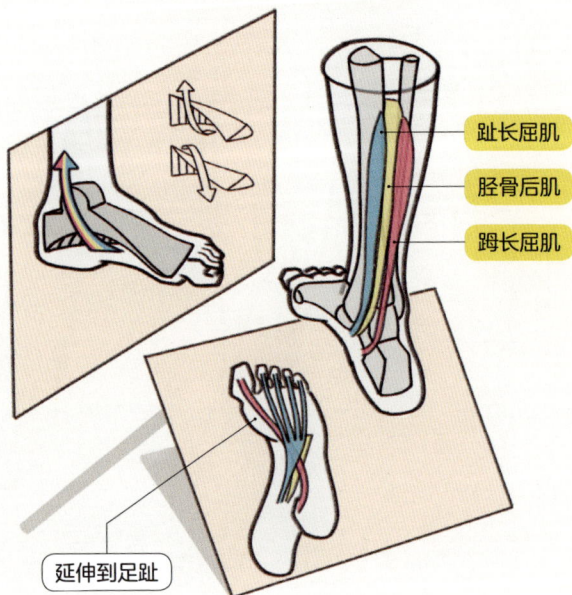

趾长屈肌

胫骨后肌

跛长屈肌

延伸到足趾

图解

人体足弓的维持不仅需要骨骼的正确排列、韧带和筋膜的连接，还需要肌肉的参与。特别是上方插图中这3块肌肉会穿过足底，上提内侧足弓。若内侧足弓塌陷，踝关节易发生外翻，这是形成跛外翻、X型腿的主要原因。足底对于整个足部平衡来说是非常重要的区域。

外侧足弓

两块肌肉均起自腓骨

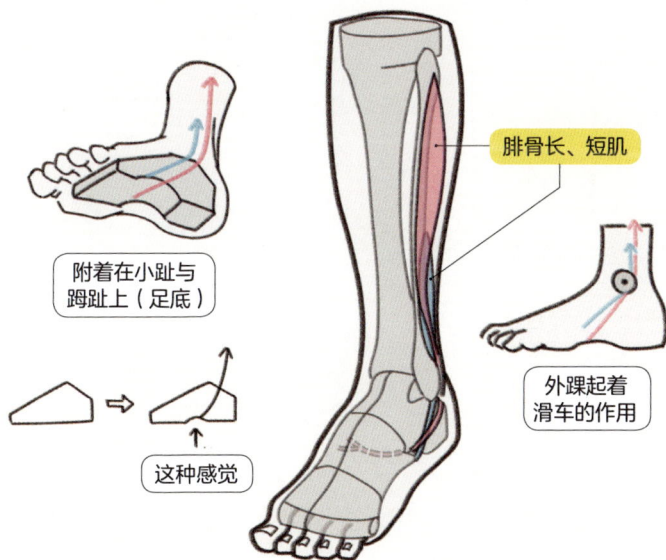

腓骨长、短肌

附着在小趾与
踇趾上（足底）

这种感觉

外踝起着
滑车的作用

图 解

支撑外侧足弓的肌肉是腓骨长肌与腓骨短肌。与内侧足弓类似，这两块肌肉将外侧足弓向上牵拉。作为螺旋线的一部分，这些肌肉环绕着足底，从两侧一起上提足弓。如果外侧足弓又短又硬，那么内侧足弓将会负担更多体重，最终导致内侧足弓塌陷。

骨的运动

增加腓骨与胫骨间的空间十分重要

踝关节示意图

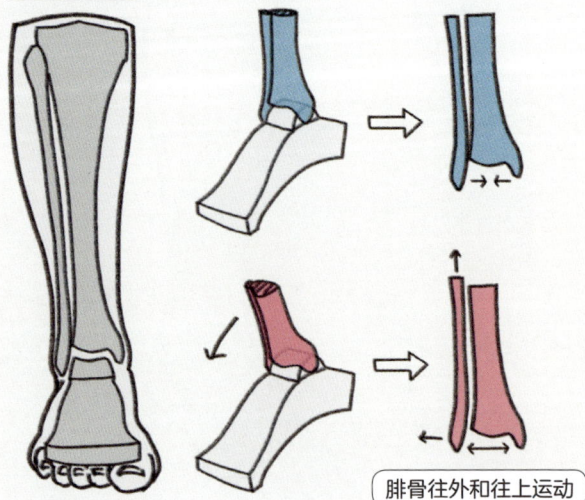

腓骨往外和往上运动

图 解

踝背伸时，胫骨与腓骨向内外两侧运动，同时腓骨伴有轻度上移，这样才能平稳完成动作。通常腓肠肌和比目鱼肌紧张会导致踝背伸受限，但也可能是由限制胫骨、腓骨移动的小腿前侧或外侧肌肉引起。

小腿肌肉分区

小腿肌肉的 4 组分区

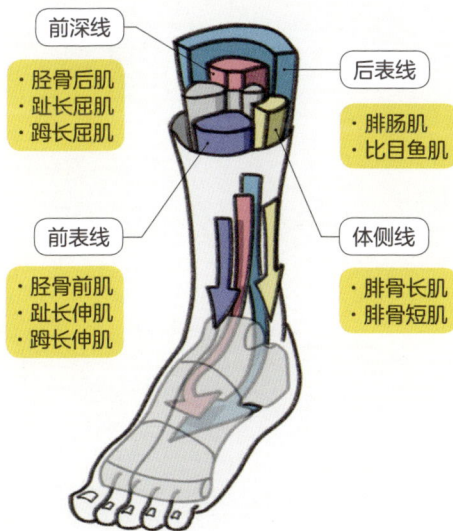

前深线
- 胫骨后肌
- 趾长屈肌
- 跗长屈肌

后表线
- 腓肠肌
- 比目鱼肌

前表线
- 胫骨前肌
- 趾长伸肌
- 跗长伸肌

体侧线
- 腓骨长肌
- 腓骨短肌

图 解

小腿肌肉被肌间隔分为 4 个区。前侧具有使踝背伸的功能，后侧的 2 块肌肉与两侧的肌肉使踝跖屈。若分区的肌间隔张力变高，相邻肌肉便会失去灵活性，导致踝关节活动受限。这种状况下，做再多的拉伸运动效果也不佳，所以最理想的做法是适度放松肌间隔，拉伸也会变得简单。

足跟的重要性

足跟对足弓影响较大

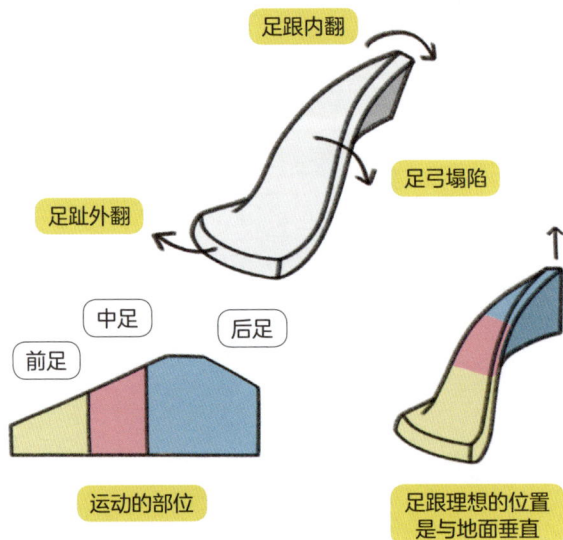

足跟内翻

足弓塌陷

足趾外翻

中足　后足

前足

运动的部位

足跟理想的位置
是与地面垂直

　　保持足跟与地面垂直是改善足弓的重要因素。足部运动中，前足、中足与后足三部位保持联动。当足跟向内侧下方偏斜时，会连带中足与前足运动，导致内侧足弓易发生塌陷。而足弓塌陷会使足趾朝外翻，也就是所谓的蹬外翻。所以调整足部的平衡应从调整足跟位置开始。

第 **12** 章

肩臂筋膜

肩胛骨内侧筋膜

肩胛骨和肋骨之间活动受限时，易耸肩

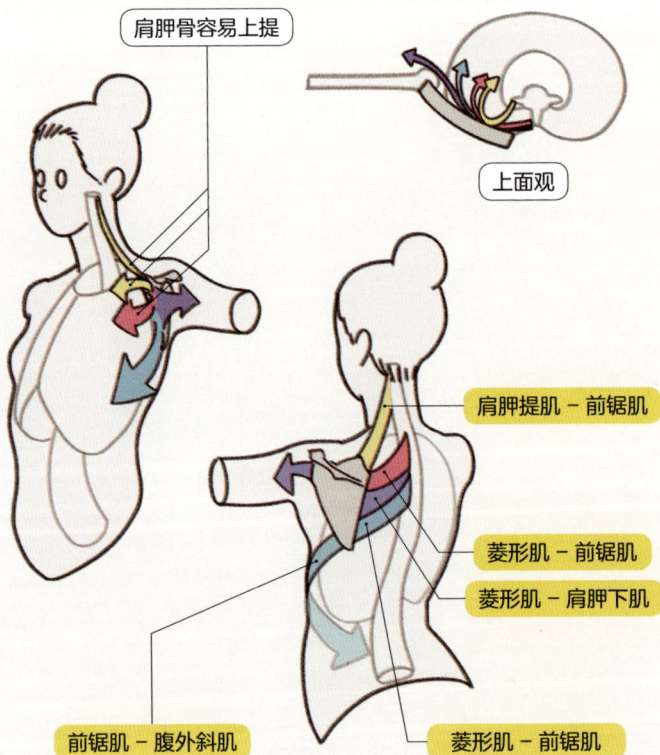

肩胛骨容易上提

上面观

肩胛提肌 - 前锯肌

菱形肌 - 前锯肌

菱形肌 - 肩胛下肌

前锯肌 - 腹外斜肌

菱形肌 - 前锯肌

图解

肩胛骨是连接上肢和躯干的重要结构。如果肩胛骨活动受限，便无法轻松地完成姿势控制和肩关节、手臂的动作。肩胛骨与肋骨间有许多肌筋膜连接，从脊柱开始延伸到上臂深层或躯干前侧。其中前锯肌是形成躯干与上臂联动的重要肌肉。

日常提示

推荐给因长时间伏案工作而导致圆肩的人群。站立位，肘关节伸直，双手在体后十指交扣，肩胛骨向脊柱靠近，背部挺直，抬高手臂。这时你能感觉到第124页插图中菱形肌－前锯肌的收缩。注意，完成这个动作过程中避免耸肩。

详细图解

肩膀易酸痛的人群更容易形成耸肩。肩胛骨、锁骨和上臂正常情况下只是悬挂在胸廓上。但当体态不佳时，我们会更多地用肩周肌肉支撑头的重量，而不是用躯干支撑。理解躯干支撑头部和上肢在躯干上的悬吊机制十分重要。

关于圆肩

胸部表层肌肉与深层肌肉附着于不同的骨

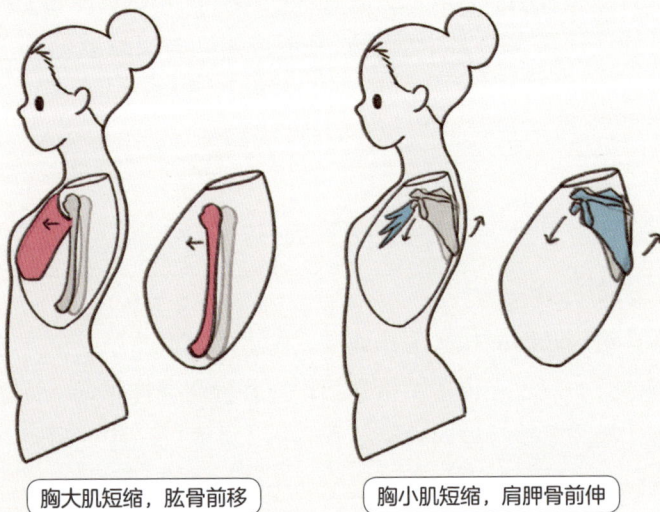

胸大肌短缩，肱骨前移

胸小肌短缩，肩胛骨前伸

图 解

为了改善圆肩，必须先判断哪些肌肉存在短缩情况。胸大肌短缩会将肱骨拉向前；其深层的胸小肌附着于肩胛骨的喙突上，短缩时会将肩胛骨向前下方拉。两块肌肉均能引起圆肩，充分理解这两块肌肉的动作差异便能精准地拉伸或松解短缩的肌肉。

肩关节深层肌肉

这些肌肉紧张时常会诱发肩部疼痛

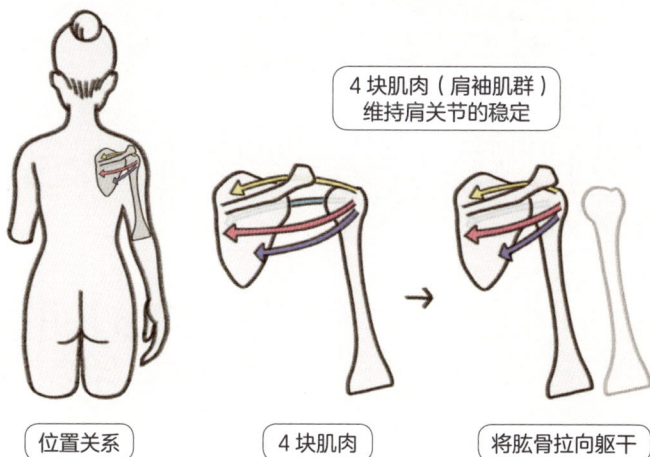

4块肌肉（肩袖肌群）维持肩关节的稳定

位置关系　　　4块肌肉　　　将肱骨拉向躯干

图 解

肩关节深层有4块从肩胛骨延伸到肱骨的肌肉。这4块肌肉整体覆盖着肩胛骨，具有稳定肩关节与控制肩关节精细动作的作用。如果这4块肌肉紧张的话，便会通过臂深线引起颈部与肩胛骨内侧肌肉紧张，导致手臂在执行精细动作时不顺畅。患有五十肩（肩周炎）的人群中，这些肌肉经常僵硬。

肩关节深层肌肉的动作

稳定肩关节和保持肩关节功能的重要肌肉

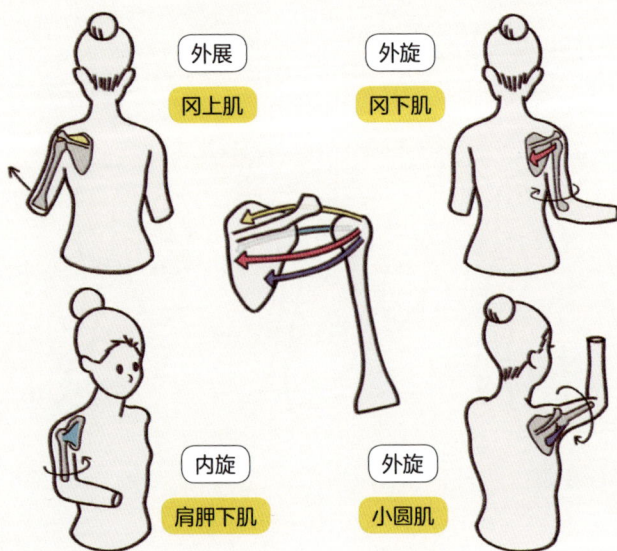

外展
冈上肌

外旋
冈下肌

内旋
肩胛下肌

外旋
小圆肌

图 解

肩关节有4块深层肌肉，分别是使肩外展的冈上肌、使肩内旋的肩胛下肌和使肩外旋的冈下肌与小圆肌。这些肌肉作为臂深线的一部分，包裹着肩胛骨与肩关节，并与其他肌筋膜一起组成臂深线连于小指。因此在做肩关节的精细动作时，应多关注小指。

肩部筋膜

为表层筋膜

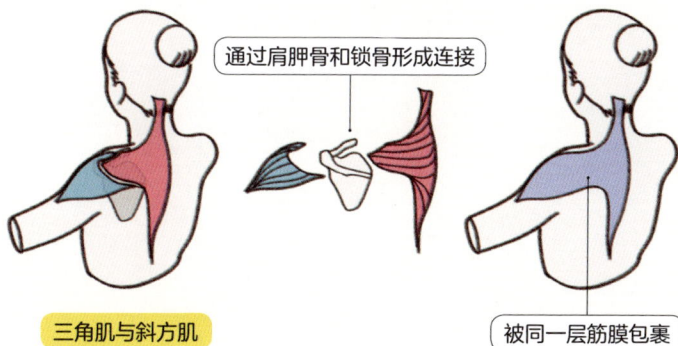

通过肩胛骨和锁骨形成连接

三角肌与斜方肌

被同一层筋膜包裹

图解

组成臂后表线的三角肌与斜方肌，是肩部表层的 2 块肌肉，通过锁骨与肩胛骨形成连接。它们被同一层筋膜包裹，这层筋膜同时也覆盖着颈旁的胸锁乳突肌。长时间提重物会出现从三角肌到肩颈部紧张的连锁反应，因此改善整个身体的张力对改善肩颈部酸痛十分重要。

前臂腕屈肌

肘关节内侧疼痛，也称为高尔夫球肘

附着于肘关节内侧的肌肉很多

6 块肌肉

外侧

内侧

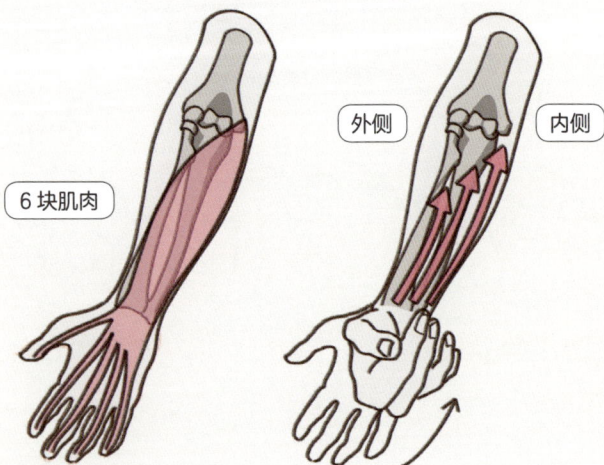

图解

完成腕关节屈曲与手指屈曲动作的肌肉大多起自肘关节内侧。在高尔夫等运动中出现肘关节内侧疼痛的原因是反复进行前臂肌群重复用力的动作（抓握、前臂旋前），导致臂肌群的肌腱炎。手掌通过肘关节内侧肌筋膜连接与胸大肌相关，并与躯干产生关联。因此，运动时，想要保持肘关节与腕关节稳定，手臂线与躯干一体化的感觉就十分重要。

前臂腕伸肌

肘关节外侧疼痛，称为网球肘

附着于肘关节外侧的肌肉较多

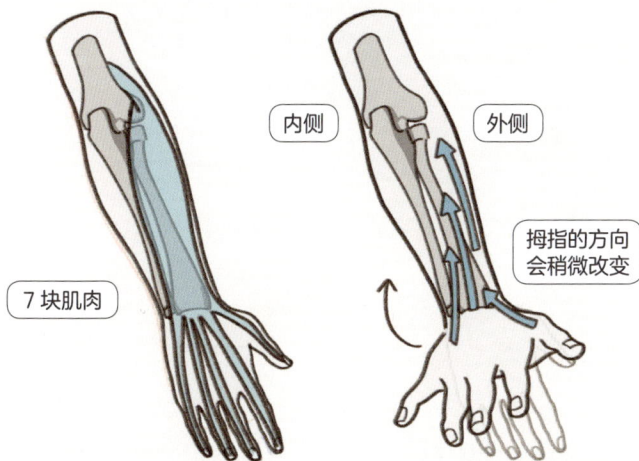

内侧　　　外侧

7 块肌肉

拇指的方向会稍微改变

图解

完成腕关节伸展与手指伸展动作的肌肉大多起自肘关节外侧。网球等竞技运动经常用到的反手击球动作会过度使用到这些肌肉，因此容易造成肘关节外侧疼痛。这些肌肉经过肘关节外侧，连接到背肌和躯干的肌筋膜。与第 130 页相同，理解手臂与躯干的连接，将有助于减轻对手肘的负荷。

上臂与前臂的分区

上臂与前臂区域肌肉比例不同

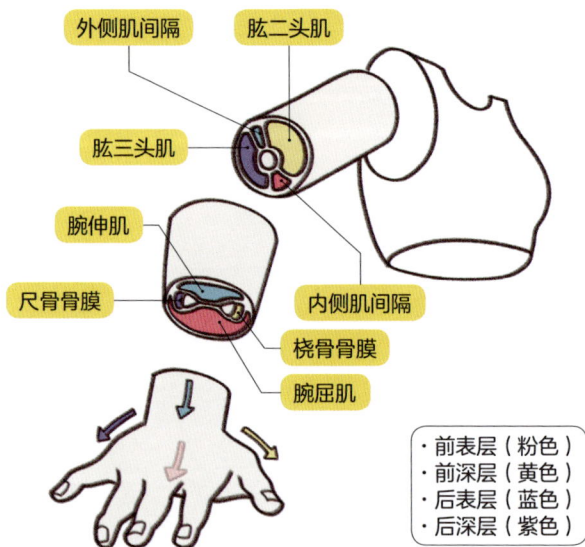

外侧肌间隔

肱二头肌

肱三头肌

腕伸肌

尺骨骨膜

内侧肌间隔

桡骨骨膜

腕屈肌

· 前表层（粉色）
· 前深层（黄色）
· 后表层（蓝色）
· 后深层（紫色）

　　手臂线的肌肉比例在上臂与前臂区域存在差异。在上臂区域，臂深线主要由深层肌肉构成，而臂表线则以筋膜结构为主。前臂正好相反，臂表线转为肌肉为主，臂深线则更多由筋膜构成。因此，可用肌肉和筋膜的比例来区分臂深线和臂表线。

第 **13** 章

躯干筋膜

内脏筋膜

腹部的柔软度对改善躯干运动至关重要

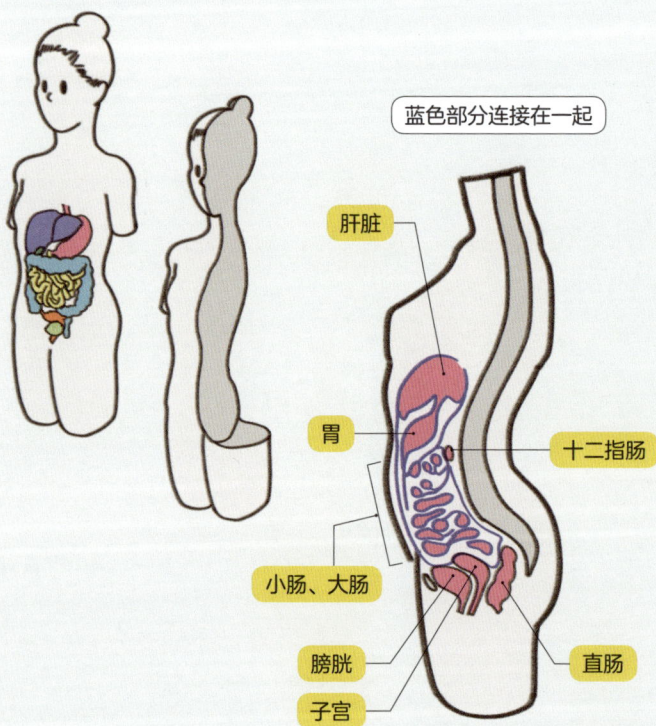

蓝色部分连接在一起

肝脏

胃

十二指肠

小肠、大肠

膀胱

子宫

直肠

图　解

在体态调整和运动领域很容易忽略腹部的重要性，特别是内脏筋膜连接。内脏通过筋膜影响着周围肌肉和脊柱运动。躯干前屈或旋转时，腹部的脏器会产生相应的位移，而当腹部张力高时，躯干活动也会受限。

日 常 提 示

以减肥等各种各样需求为目的的断食普遍存在，事实上轻断食也可有效改善身体的运动。这样做可以让内脏得到适当休息，减缓腹腔内的紧张，从而促进躯干运动。

详 细 图 解

内脏会受自主神经功能与情绪的影响，涉及较深领域的研究。笔者本身并非内脏或神经领域的专家，想深入了解者，建议进一步查询相关信息。

内脏、呼吸与髋关节

神经周围组织紧张，工作效率会降低

影响内脏活动的神经位于横膈与腰大肌筋膜附近

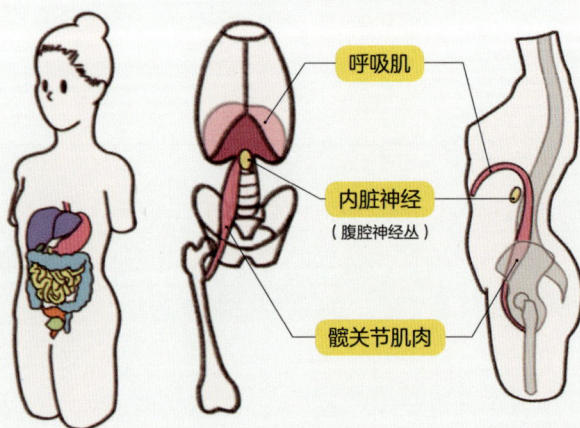

呼吸肌

内脏神经
（腹腔神经丛）

髋关节肌肉

图解

在呼吸肌（横膈）和髋关节肌肉（腰大肌）汇合的附近，有重要的内脏神经通过。若周围组织处于紧张状态，神经功能可能会变差。因此，呼吸变浅或髋关节肌肉紧张的人，内脏功能也会变差。此外，弓背的坐姿容易使两种肌肉紧张，所以建议采取能保持腹腔空间的坐姿（坐直）。

内脏与大腿

腹部空间状态与大腿外侧相关

腹部空间活动受限时，大腿外侧容易胀痛；
相反，大腿外侧胀痛时，腹部也容易僵硬

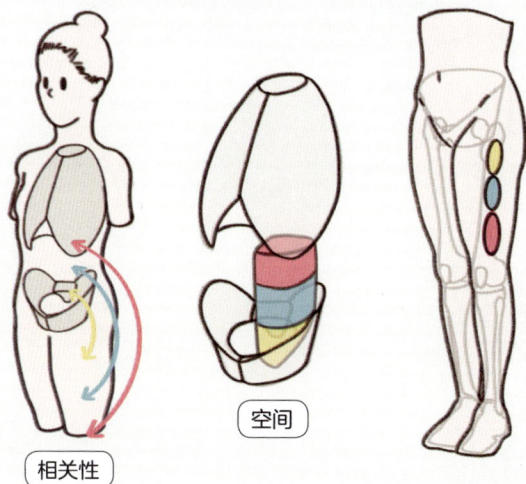

空间

相关性

图 解

众所周知，肌肉或骨骼状态失衡容易导致身体僵硬或绷紧。
此外，内脏功能也会受影响。上方插图中的空间主要是大肠
所在的位置，据说大肠与大腿外侧的张力相关。根据个人经
验，如果放松大肠，大腿外侧的张力也会降低。

肋骨运动

脊柱活动受限，肋骨活动也会受限

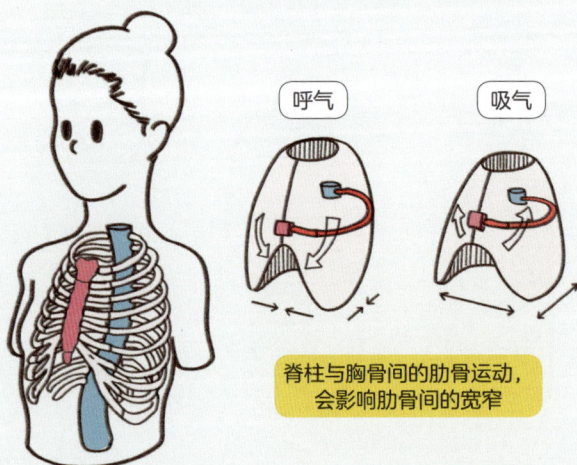

呼气

吸气

脊柱与胸骨间的肋骨运动，
会影响肋骨间的宽窄

图 解

肋骨位于胸骨（粉色）与脊柱（蓝色）之间。由于肋骨两端均有关节，所以呼吸会带动肋骨运动，引起胸腔扩张与收缩。脊柱与两侧肋骨形成肋椎关节。肋骨随着呼吸上下移动，因而也会牵动脊柱周边。我们可以通过呼吸改善脊柱运动，同样可以通过活动脊柱让呼吸变得更顺畅。

头部与颈部的运动不同

分开考虑头部与颈部的运动

前斜角肌	·胸锁乳突肌 ·舌骨肌	枕下肌

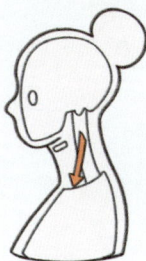
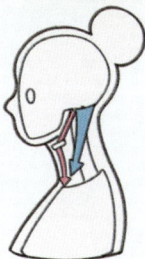
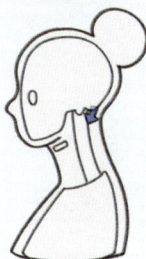

头前伸 | 头前伸、下颌上抬 | 下颌上抬

图解

头前伸姿势是指头部前伸伴随下颌上抬的一种姿势异常。存在这种状态时，靠单纯拉伸颈前侧肌肉常常效果有限。考虑到下颌上扬提示颈后根部肌肉（枕下肌群）有短缩的问题，所以建议通过收下颌（下颌收缩）来放松枕下肌群。此外，在调整体态时，胸锁乳突肌等具有上提下颌、伸展头部功能的肌肉也同样重要。

补充 舌骨肌，包括茎突舌骨肌、胸骨舌骨肌等肌肉。

腹部与髋关节的运动

髋关节肌肉与横膈的连接

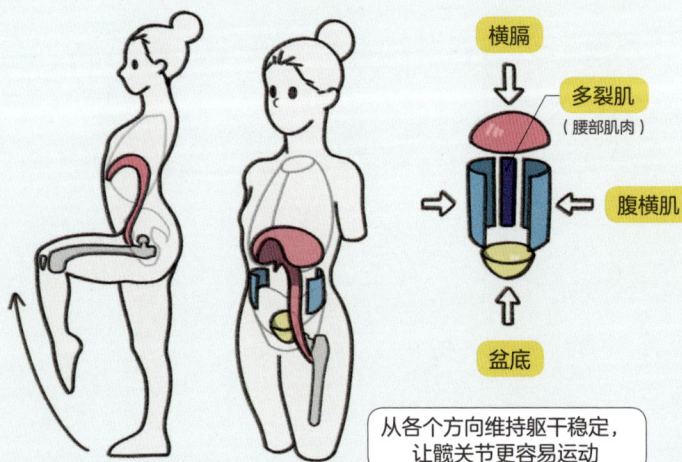

横膈

多裂肌
（腰部肌肉）

腹横肌

盆底

从各个方向维持躯干稳定，
让髋关节更容易运动

图解

躯干的横膈与髋关节肌肉（腰大肌）相连。腰大肌具有屈髋与保持腰曲的作用。想要有效激活腰大肌，核心肌群（包含横膈在内的4块肌肉）必须发挥作用。它们收缩引起收腹，从而产生腹压并稳定躯干，而这样髂腰肌更易激活。

补充 腰大肌对腰曲的影响会随着姿势而异。

骶骨与骶曲

这是影响脊柱与骨盆的重要骨骼

脊柱的底座

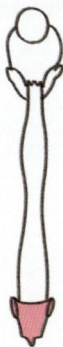

连接左右髂骨

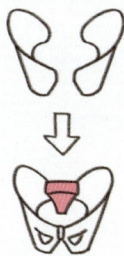

骶骨的倾斜度与脊柱的曲度相互影响

图 解

骶骨连接左右髋骨，也是脊柱的底座。骶骨的运动与骨盆的倾斜存在关联。骨盆倾斜，骶骨也会向同一方向倾斜。骶骨的位置还会影响脊柱曲线，骶骨做点头运动时，腰曲增大；骶骨做反点头运动时，腰曲减小。换而言之，骨盆前倾，腰骶角增大；骨盆后倾，腰骶角减小。

姿势的链锁运动

姿势的链锁运动因人而异

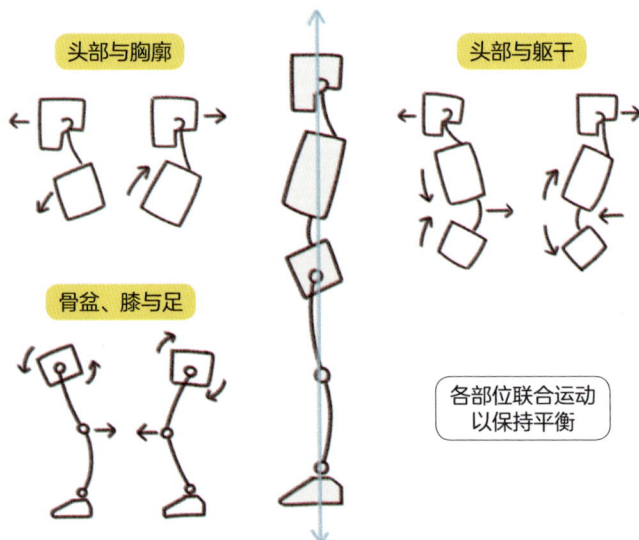

头部与胸廓

头部与躯干

骨盆、膝与足

各部位联合运动
以保持平衡

在调整姿势时，请不要忽视全身的运动是相互关联的。链锁运动因人而异且多种多样，比如久坐人群，有些人从上半身失衡开始，有些则是因下半身失衡而引起上半身不适。所以重要的是从整体观察全身，而不是拘泥于局部。理想站姿是身体各节段叠齐，形成感受不到费力即可维持姿势的力线状态。

第 ⑭ 章

改善筋膜
小贴士

关于改善姿势与动作

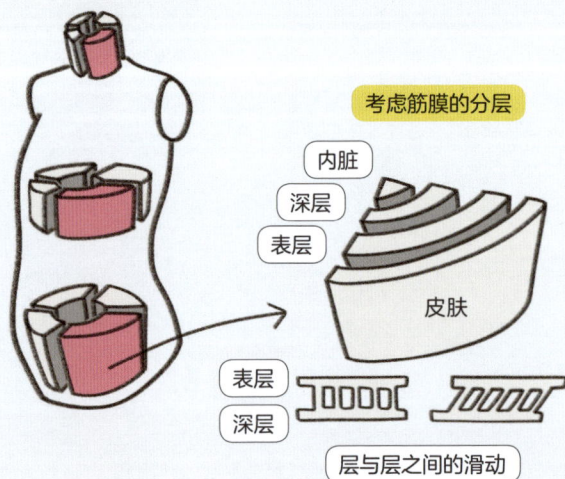

从空间角度考虑筋膜

考虑筋膜的分层

内脏
深层
表层
皮肤

表层
深层

层与层之间的滑动

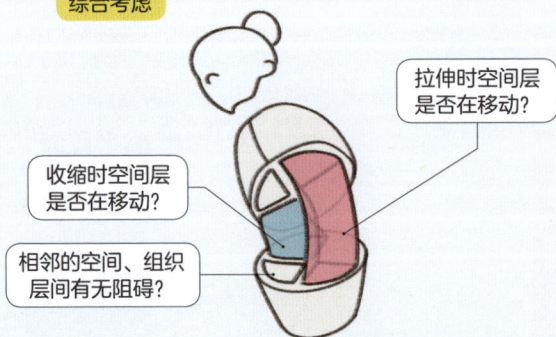

综合考虑

拉伸时空间层是否在移动?

收缩时空间层是否在移动?

相邻的空间、组织层间有无阻碍?

图 解

作为改善姿势或动作的指南，本书建议将身体按空间单元划分。以肌肉为单位便能很容易理解这一点。身体空间在运动时，会延伸、收缩，以及向相邻部位移动。筋膜遍布全身，空间单元中除了筋膜外，还有肌肉、韧带、神经、血管、内脏等各种组织。

空间单元内的筋膜层还有进一步分层，层与层之间相互连接。正常情况下，筋膜层会在身体运动时顺滑运动。若筋膜层之间的空间变窄或滑动受限，肌肉活动也会变差。同样，也会对神经和血管产生负面影响。

请各位牢记前述的两大重点后，配合第 144 页下方的插图检查。空间单元内的肌肉在拉长或短缩时，空间的各层均在滑动，并且当相邻空间没有阻碍时，空间的各层可以丝滑运动。

肌肉拉伸困难的人群，通常只是拉伸了部分空间单元或是表层而已。但无论是拉伸空间、缩小空间还是移动相邻空间，对姿势和动作来说都非常重要，最终还是要均衡地刺激全身。

前表线的影响

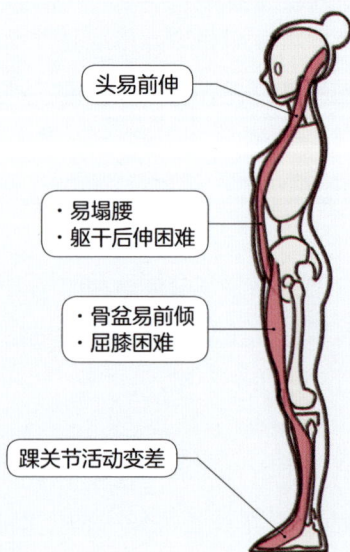

头易前伸

· 易塌腰
· 躯干后伸困难

· 骨盆易前倾
· 屈膝困难

踝关节活动变差

图解

如果长时间保持头前伸、驼背的姿势，上半身的前表线会固定处于短缩状态，且较难恢复到良好姿势。在下半身，如果大腿前侧变紧，骨盆容易前倾，且屈膝会受限。而小腿前侧变紧时，踝关节背伸与跖屈均变差。这种情况要充分拉伸前表线的各部位，且以反向伸展为主。

后表线的影响

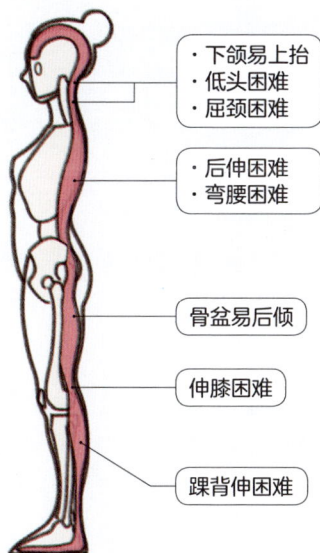

- ·下颌易上抬
- ·低头困难
- ·屈颈困难

- ·后伸困难
- ·弯腰困难

- 骨盆易后倾

- 伸膝困难

- 踝背伸困难

图解

如果保持弓背姿势，后表线会一直处于拉伸状态。相反，长时间保持挺胸姿势如交谊舞等运动，容易使背部和颈后部变短。筋膜在短时间收缩和长时间延伸的状态下都会影响肌肉的活动。就像固定帐篷的绳索一样，不同方向用力均匀拉住十分重要。

体侧线的影响

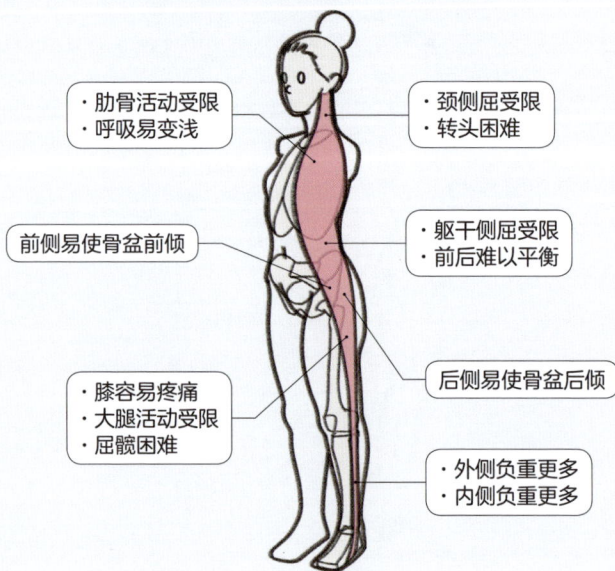

· 肋骨活动受限
· 呼吸易变浅

· 颈侧屈受限
· 转头困难

前侧易使骨盆前倾

· 躯干侧屈受限
· 前后难以平衡

· 膝容易疼痛
· 大腿活动受限
· 屈髋困难

后侧易使骨盆后倾

· 外侧负重更多
· 内侧负重更多

图 解

体侧线位于身体侧面，连接身体前后。体侧线柔软时，身体前后容易延展且易保持平衡。特别是从侧肋到髋关节的筋膜柔软放松的话，对呼吸的深度与躯干控制均有正向影响。此外，髋关节外侧的 3 块肌肉对改善骨盆前倾、后倾都十分重要。

螺旋线的影响

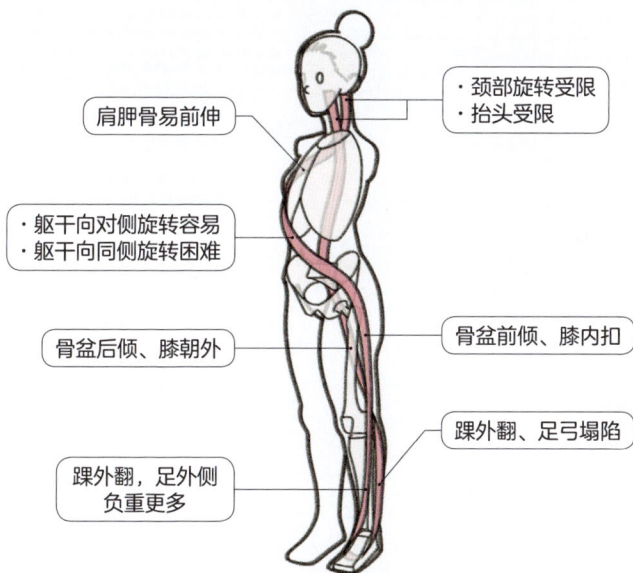

- 肩胛骨易前伸

- ·颈部旋转受限
- ·抬头受限

- ·躯干向对侧旋转容易
- ·躯干向同侧旋转困难

- 骨盆后倾、膝朝外

- 骨盆前倾、膝内扣

- 踝外翻、足弓塌陷

- 踝外翻，足外侧负重更多

图 解

螺旋线以螺旋形环绕身体，保持全身稳定的同时，参与各关节的旋转动作。当身体各部位旋转角度过小时，通常由螺旋线弥补深层的旋转不足，这样的结果是易导致螺旋线僵硬。像剥洋葱一样，从表面开始一层一层处理，将深层刺激放在最后一步会比较好。这里建议选择扭转体式拉伸动作。

前深线的影响

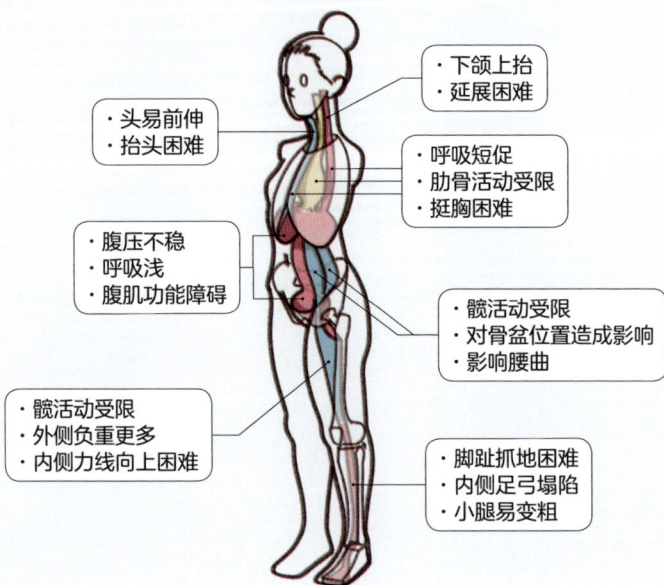

- ·下颌上抬
- ·延展困难

- ·头易前伸
- ·抬头困难

- ·呼吸短促
- ·肋骨活动受限
- ·挺胸困难

- ·腹压不稳
- ·呼吸浅
- ·腹肌功能障碍

- ·髋活动受限
- ·对骨盆位置造成影响
- ·影响腰曲

- ·髋活动受限
- ·外侧负重更多
- ·内侧力线向上困难

- ·脚趾抓地困难
- ·内侧足弓塌陷
- ·小腿易变粗

图解

前深线紧张时，会从体内对姿势和呼吸产生影响。通过身体中心的前深线，具有类似中轴的作用，从足内侧向上穿过骨盆、躯干，最后到达头部。如果内侧足弓塌陷，或存在从膝关节到横膈之间的肌肉僵硬时，该轴线便无法向上延伸。同样，如果胸部或腹部紧张也会使这个轴线无力，难以支撑头部。

改善筋膜小贴士 - 07

手臂线的影响

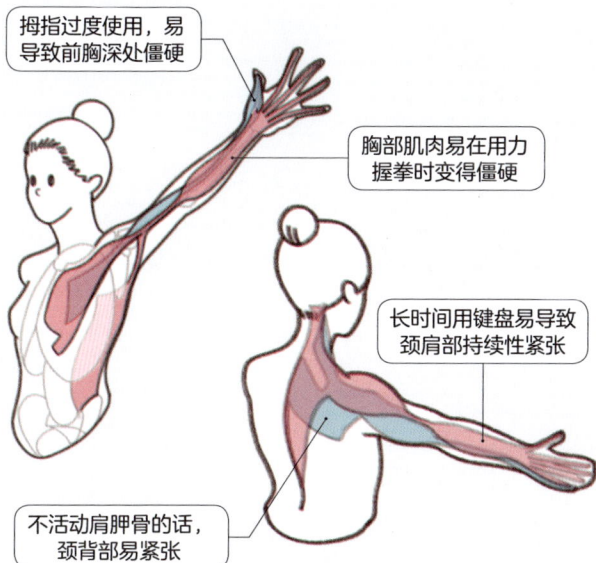

拇指过度使用，易导致前胸深处僵硬

胸部肌肉易在用力握拳时变得僵硬

长时间用键盘易导致颈肩部持续性紧张

不活动肩胛骨的话，颈背部易紧张

图解

手臂线是从指尖到躯干的肌筋膜连接，因此前臂或上臂的紧张会导致肩关节和颈部活动受限，感觉如同穿上缩水的毛衣一样，肩部活动会很困难，颈部也易出现酸痛。由于手臂是容易过度使用的部位，因此平日要多留意对肩关节、手臂和手掌进行放松。

『アナトミー・トレイン – 徒手運動療法のための筋膜経線　第3版、第4版』Thomas W. Myers/医学書院

『Anatomy Trains Myofascial Meridians for Manual &t Movement Therapist Third edition』Thomas W. Myers /CHURCHILL LIVINGSTONE

『ファッシャルリリース・テクニック　身体構造のバランスを整える　筋膜リリース技術』James Earls & Thomas W. Myers/医道の日本社

『Fascial Release for Structural Balance Revised Edition』James Earls & Thomas W.Myers/Lotus Publishing / North Atlantic Books

『FUNCTIONAL ATLAS of the HUMAN FASCIAL SYSTEM 』Carla Stecco/CHURCHILL LIVINGSTONE

『ビジュアルで学ぶ 筋膜リリーステクニック【Vol.1】一肩、骨盤、下肢・足部一 』Til Luchau /医道の日本社

『ビジュアルで学ぶ 筋膜リリーステクニック【Vol.2】一頚部、頭部、体幹〔脊柱・肋骨〕一』Til Luchau/医道の日本社

『筋膜マニピュレーション 実践編 』Luigi stecco / Antonio Stecco/医歯薬出版株式会社

『筋膜マニピュレーション 実践編 レベル1 原著第2版』Luigi stecco / Antonio Stecco/医歯薬出版

『筋膜マニピュレーション 実践編 レベル2原著第2版』Luigi stecco / Carla Stecco/医歯薬出版

『筋膜マニピュレーション 筋骨格系疼痛治療 理論編 原著第2版』Luigi stecco / Antonio Stecco医歯薬出版

『オステオパシーの内臓マニピュレーション』エリック・U・ヘプゲン/ガイアブックス

『からだの構造と機能 I』ユッタ・ホッホシールド/ガイアブックス

『からだの構造と機能 II』ユッタ・ホッホシールド/ガイアブックス

『ANATOMY OF Movement REVISED EDITION』Blandine Calais-Germain/Eastland Press

『身体運動学 関節の制御機構と筋機能』編集 市橋則明/メジカルビュー社

『改訂第2版 運動療法のための機能解剖学的触診技術 上肢』監修 青木隆明 執筆 林 典雄/メジカルビュー社

『改訂第2版 運動療法のための機能解剖学的触診技術 下肢・体幹』監修 青木隆明 執筆 林 典雄/メジカルビュー社

『林典雄の運動器疾患の機能解剖学に基づく評価と解釈 下肢編』監修 林典雄 執筆 林典雄・岸田敏嗣/運動と医学の出版社

『運動機能障害の「なぜ?」がわかる 評価戦略』編著 工藤慎太郎/医学書院

『ムーブメント ファンクショナルムーブメントシステム: 動作のスクリーニング, アセスメント, 修正ストラテジー』Gray Cook/有限会社ナップ

『DYNAMIC ALIGNMENT THROUGH IMAGERY』ERIC FRANKLIN/Human Kinetics

『プロメテウス 解剖学アトラス 胸部/ 腹部・骨盤部 第3版 』Michael Schünke、Erik Schulte、Udo Schumacher、Markus Voll Karl Wesker/医学書院

『Atlas of Anatomy Third Edition』Edited by Anne M. Gilroy Brian R. MacPherson Based on the work of Michael Schuenke Erik Schulte Udo Schumacher/Thieme

『新スポーツ解剖学シリーズ ダンス 解剖学 第2版 』ジャッキ・グリーン・ハース/ベースボール・マガジン社

『レスリー・カミノフの ヨガアナトミィ 改訂 第2版』レスリー・カミノフ 、エイミー・マシューズ/ガイアブックス

『最新ピラーティス アナトミィ 』ラエル・イサコウィッツ、カレン・クリッピンジャー/ガイアブックス

『正しく理想的な姿勢を取り戻す 姿勢の教科書』竹井仁/ナツメ社

『感じる力でからだが変わる 新しい姿勢のルール』メアリー・ボンド/春秋社

『プロが教える筋肉のしくみ・はたらきパーフェクト事典』監修 石井直方 執筆 荒川裕志/ナツメ社

『スポーツ健康づくりの指導に役立つ 姿勢と動きの「なぜ」がわかる本』土屋真人/秀和システム

『身体のホームポジション』藤本靖/BABジャパン

『ボディマッピング だれでも知っておきたい「からだ」のこと』バーバラ・コナブル、エイミー・ライカー/春秋社

致所有与运动、健康相关的读者

这本书的创作契机是我在 SNS 分享了自制解剖学插图，这引来了编辑的青睐。

为什么我一开始要绘制插图呢？其实是因为我觉得如果能用插图解释内容，和客户沟通起来会比较轻松。我似乎不擅长用言语来讲述，当告知客户"治疗手臂是为了改善颈部肌肉"时，他们总是一副似懂非懂的样子。然而，市售的解剖图又太过于细致，同样无法传达我想表述的意思，每次都令人困惑。

所以我开始试着绘制插图，想办法以浅显易懂的方式表达出我脑中的想法。因此，本书的理念之一，就是"可以当作专业人士向客户解说的工具"。相信有很多专业人士都和我一样，苦于如何用语言来解释专业知识。

若本书能够在全国各地的健身房、整骨推拿机构等与健康有关的场所使用，成为连接专业人士与客户的桥梁，我将深感荣幸。

木俣亮